AF464339

DES
ÉMISSIONS SANGUINES
DANS LES
MALADIES AIGUËS

PAR LE DOCTEUR

C. VINAY

Médecin des hôpitaux de Lyon,
Ancien Chef de Clinique à l'École de Médecine.

PARIS
V. ADRIEN DELAHAYE ET Cie, LIBRAIRES-ÉDITEURS
PLACE DE L'ÉCOLE-DE-MÉDECINE

1880

3,50 Prenne

DES ÉMISSIONS SANGUINES

DANS LES

MALADIES AIGUËS

PARIS. — IMPRIMERIE ÉMILE MARTINET, RUE MIGNON

DES

ÉMISSIONS SANGUINES

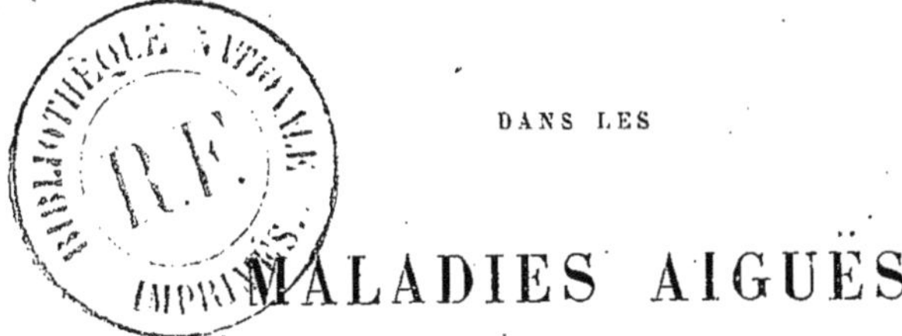

DANS LES

MALADIES AIGUËS

PAR LE DOCTEUR

C. VINAY

Médecin des hôpitaux de Lyon,
Ancien Chef de Clinique à l'École de Médecine.

PARIS

V. ADRIEN DELAHAYE ET Cie, LIBRAIRES-ÉDITEURS

PLACE DE L'ÉCOLE-DE-MÉDECINE

1880

DES ÉMISSIONS SANGUINES

DANS LES MALADIES AIGUËS

INTRODUCTION

S'il est vrai, comme le veut Descartes, que la meilleure disposition d'esprit pour arriver à la recherche de la vérité soit le doute philosophique, nous nous trouvons actuellement dans les conditions les plus favorables à l'endroit du sujet qui nous est échu. On a fait pour nous table rase des opinions anciennes, il serait même difficile d'arriver à un dégagement plus complet des notions antérieurement acquises. Aussi disserterons-nous sans idée préconçue sur une médication qui a eu le don de soulever constamment d'ardentes polémiques et de passionner les esprits plus qu'on ne saurait le dire.

Nous avouons cependant avoir éprouvé un certain embarras au début de ce travail ; c'est l'embarras que l'on ressent toujours en face de l'inconnu. De tous les moyens employés généralement autrefois, la saignée est devenue le plus délaissé, si bien qu'une phlébotomie devient presque un événement dans plus d'une salle d'hôpital. Nous n'avons eu pour nous guider dans notre travail que des opinions souvent contradictoires et des avis le plus souvent opposés. Nos prédécesseurs trouvaient à la saignée des indications sans nombre, aujourd'hui on les réduit presque à l'abstention.

Voici néanmoins le plan que nous avons adopté pour exposer aussi complètement que possible les connaissances que nous possédons actuellement et les conséquences pratiques qui s'en dégagent.

Après avoir parcouru rapidement l'histoire des vicissitudes de la saignée, montré sès fluctuations variant avec les systèmes et les théories, nous avons dû nous poser une première question : Quand on ouvre une veine, qu'arrive-t-il du côté de la circulation, du côté du sang et de la nutrition générale ? Nos connaissances sont assez bornées à cet égard ; par suite peut-être de son abandon de la pratique, la saignée a réellement peu profité des découvertes récentes de la physiologie ; sans doute, il y a des travaux sinon très nombreux, au moins suffisamment exacts pour qu'on en puisse tenir compte, mais il y a une réelle difficulté à les utiliser pour en faire le point de départ d'indications sérieusement rationnelles.

Nous avons néanmoins pensé trouver quelque avantage à rassembler ces notions éparses, à les compléter en partie par quelques recherches personnelles afin de montrer où en est aujourd'hui la physiologie de la saignée.

Cette première base établie, nous avons étudié les effets thérapeutiques généraux de cette dernière, c'est-à-dire son action immédiate sur les phénomènes élémentaires des maladies aiguës, comme la congestion, l'inflammation, la fièvre etc. ; et nous avons utilisé alors les données fournies antérieurement par la méthode expérimentale. Cet essai de physiologie pathologique est passible assurément de nombreuses objections, mais on ne pourra pas en rejeter la faute sur nous seuls. La tentative que nous avons faite est légitime. Cl. Bernard n'a-t-il pas dit : « La véritable base scientifique de la thérapeutique doit être donnée par la connaissance de l'action physiologique des causes morbides, des médicaments ou des poisons, ce qui est exactement la même chose ? »

Enfin, dans des études successives, nous avons pris les différentes maladies aiguës, non point dans leurs symptômes isolés, mais comme entités distinctes du cadre nosologique. Nous les avons envisagées dans leur histoire, dans leurs symptômes principaux, dans leurs complications, et, autant que possible, nous avons établi les indications des émissions sanguines d'après les faits récemment observés et parfois aussi d'après les documents nombreux que nous ont laissés nos prédécesseurs.

Cette marche nous a paru la plus rationnelle ; elle va du simple au composé et permet d'étudier les phénomènes élémentaires, avant d'aborder les processus complexes qui constituent une maladie.

Nous n'avons aucun mérite à reconnaître qu'il y a forcément de nombreuses lacunes dans notre travail ; mais vouloir aujourd'hui reprendre la question des émissions sanguines dès son origine, la poursuivre dans ses différentes phases et résumer les innombrables documents qui lui appartiennent serait une œuvre au-dessus de nos forces ; même en nous plaçant sur le terrain relativement restreint qu'a délimité le sujet de notre thèse, nous ne pourrons en donner qu'un faible aperçu.

Nous avons fait cependant notre possible pour exposer aussi clairement que nous le pouvions l'état actuel de la science sur une question qui fut autrefois si palpitante, et pour établir les indications qui paraissent devoir tracer au médecin sa véritable règle de conduite.

CHAPITRE PREMIER

HISTORIQUE

Ce chapitre aurait pu s'intituler à coup sûr : *Grandeur et décadence des émissions sanguines.* — Lorsqu'on remonte en effet dans la tradition médicale, on voit que la saignée a éprouvé, plus qu'aucune chose de ce monde, les chances diverses et les plus opposées de la fortune.

Depuis « cet homme bien courageux pour ne rien dire de plus », comme l'appelle Bordeu, qui le premier osa ouvrir la veine à son semblable, la saignée a été tantôt exaltée par les uns comme un bienfait immense, comme un remède universel, tantôt envisagée comme un fléau terrible portant atteinte aux sources mêmes de la vie. A une époque relativement récente, elle eut une période de splendeur dont plusieurs se souviennent, tandis qu'aujourd'hui la génération médicale qui s'élève, voit avec étonnement l'abandon général d'une médication employée si fréquemment par nos prédécesseurs et dont l'indication semblait journalière. Aussi pensons-nous qu'au début de ce travail, il pourra être de quelque utilité de jeter un coup d'œil en arrière, d'examiner ces vicissitudes, d'en rechercher les causes.

Car c'est par l'étude des erreurs et des défaillances du passé qu'on peut apprécier le mieux le chemin parcouru, c'est aussi une raison pour nous disposer à l'indulgence et à la modestie.

Pouvons-nous expliquer par le changement des constitutions médicales cette fluctuation et ce revirement dans une partie si importante de la pratique de notre art? Cette doctrine était admise par les médecins du dix-septième et du dix-huitième siècle, et plus d'une fois, à coup sûr, elle fut utile pour atténuer leurs méfaits. Des médecins éminents, comme Laënnec, ont professé que l'instabilité des divers systèmes qui viennent, en médecine, se remplacer les uns et les autres, pouvaient s'expliquer par des *constitutions stationnaires* qui imprimaient aux diverses maladies un cachet uniforme. De là naissaient les systèmes si variés qui tour à tour se sont disputé la prééminence dans l'histoire de la médecine; de là aussi, les *modes thérapeutiques*, exaltées à une période, dépréciées et délaissées dans celle qui devait suivre.

Une opinion semblable à celle de Laënnec a été donnée par Autenrieth, par Graves (1) surtout, qui plusieurs fois a tenté de la vulgariser dans son enseignement. Enfin plus près de nous, Chauffard la réédita, et s'il faut en croire M. Gueneau de Mussy, il mit plus de talent que de preuves convaincantes à l'appui de ses asssertions.

La question des constitutions fixes est encore aujourd'hui un sujet de discussion; nous ne voulons point nier leur influence sur les doctrines et les systèmes ainsi que sur les conséquences thérapeutiques qui en sont l'aboutissant: mais nous ne croyons point qu'il faille y voir la cause principale de l'abandon à peu près absolu dans lequel sont tombées les émissions sanguines.

Peut-être, comme le dit Hirtz (2), Laënnec s'est laissé entraîner par les débats orageux qui agitaient, à son époque,

(1) En Angleterre, Johnson et Markham rejettent l'hypothèse de Graves.

(2) Art. *Constitutions médicales* du *Dict. de médec. et chir. pratiques.*

le monde médical, à hasarder cette consolante hypothèse pour atténuer, autant qu'il le pouvait, l'omnipotence des émissions sanguines, proclamée par l'école physiologique.

Nous ne pensons pas également qu'on doive rechercher dans l'abus des émissions sanguines, faites au temps de Broussais, la cause unique à invoquer pour expliquer le revirement si complet d'opinions que nous observons aujourd'hui.

Sans doute, c'est une tendance de l'esprit humain d'osciller d'un extrême à l'autre, mais s'il est vrai que la réaction soit proportionnelle à l'action, dans quel abandon n'aurait pas dû tomber la saignée, après les excès des médecins du dix-septième siècle, après les exploits de ceux que Guy de la Brosse appelait des *pédants sanguinaires* ?

S'il y eut une époque où l'on abusa du sang tiré de la veine, ce fut sûrement à l'époque où Riolan pensait qu'un malade pouvait perdre sans danger la moitié de son sang (1), alors que Botal (*De sanguinis missione*) faisait réitérer les saignées d'une manière d'autant plus effrayante qu'il voulait qu'à chaque fois on tirât pour le moins deux à trois litres de sang. Plus on tire l'eau d'un puits, disait-il, plus la nouvelle qui sourd est pure, et plus un enfant suce le sein de sa nourrice, plus aussi le lait de cette dernière devient abondant. A cette époque Guy-Patin faisait saigner treize fois en quinze jours un jeune gentilhomme de sept ans, atteint d'une pleurésie. Chirac s'évertuait à conseiller d'habituer *la petite vérole à la lancette*, et dans une thèse, Hecquet soutenait que l'on a toujours assez de sang pour la

(1) Il supposait 30 livres de sang aux Anglais et aux Flamands et 20 livres aux Français.

vie, que rien ne pullule tant que ce fluide et qu'on peut ôter presque tout le sang d'un animal sans qu'il meure (1).

S'il est vrai que de pareils excès dussent nécessiter une réaction en sens contraire, les médecins du dix-huitième siècle auraient sûrement abandonné une pareille méthode. Et cependant, au dix-huitième siècle, Bordeu n'en saigne que de plus belle, et à une jeune fille atteinte d'un abcès de la fesse, il pratique, *en peu de temps*, onze saignées du bras et cinq saignées du pied.

Tous s'unissaient donc pour justifier ce jugement d'un de leurs contemporains : « On a porté si loin de telles extravagances, que la postérité regardera comme fabuleuse la pratique de nos jours sur la saignée. »

Malgré cette longue série de méfaits, notre dix-neuvième siècle eut ses débuts marqués par les théories de l'École physiologique et leurs conséquences.

Il faut remonter plus haut que le simple fait de la pratique, que le simple résultat d'une méthode thérapeutique, pour expliquer les vicissitudes de la saignée ; celle-ci du reste a pu fournir des statistiques triomphantes, comme la plupart des méthodes de traitement. Ce qui a toujours dominé la conduite des médecins, c'est l'idée préconçue qu'ils se sont faite de la vie, de la source des maladies, de leur marche et de leur évolution. C'est en somme dans l'idée théorique qui a varié avec les écoles et les systèmes qu'il faut chercher l'origine de la variabilité si grande que nous trouvons dans l'emploi des émissions sanguines.

Si nous remontons dans l'antiquité, nous trouvons que

(1) D'après les lettres de Mme de Sévigné, le chevalier de Grignan atteint de variole succomba à la septième saignée.

le naturisme d'Hippocrate s'accommodait volontiers des pertes sanguines, pourvu qu'elles fussent modérées (1). Ne voyait-on pas la nature prévenir des maladies par des fluxion-spontanées? Ces maladies elles-mêmes n'étaient-elles pas pars fois terminées par l'apparition d'une hémorrhagie qui en formait la crise naturelle? Le but auquel devait tendre le médecin, c'était d'enlever le superflu des parties engorgées, de rappeler ou de détourner le sang des lieux où il ne devait pas être. Mais en face de l'École de Coüs, Erasistrate proscrivait absolument la saignée, il ne lui reconnaissait d'autres effets que ceux de la déplétition. Nous ne connaissons sa doctrine que par les quelques citations que nous retrouvons dans Galien. Erasistrate croyait, dit ce dernier, que l'obligation où sont les malades, particulièrement dans les cas d'inflammation et de fièvre, de faire abstinence, ne permet pas qu'on leur tire du sang, de peur de les affaiblir trop, il craignait que ce dernier ne laissât échapper avec lui l'air ou l'esprit introduit par le poumon et les veines pulmonaires dans le ventricule gauche, et de là, par les artères dans tout le corps. Erasistrate n'était lui-même que l'écho de Chrysippe de Cnide qui, imbu des idées pythagoriciennes, rejetait la saignée, parce qu'il plaçait le siège de l'âme dans le sang.

Avec Arétée, nous voyons apparaître les saignées coup sur coup, on en formule les règles de la façon la plus nette.

Mais le véritable dominateur, celui qui régna en maître pendant tout le moyen âge et le début des temps modernes, ce fut Galien. Avec lui apparaît la doctrine des quatre

(1) La quantité de sang extraite sera proportionnelle à la *constitution du corps*, la *saison*, l'*âge*, l'*état général* du malade. (Appendice au *Traité du régime in acutis*, éd. Littré, t. II.)

humeurs, et pendant de longs siècles, on jure sur la parole du maître. A peine entend-on de distance en distance quelques voix discordantes, mais elles restent sans écho.

Pour le médecin de Pergame, les humeurs pouvaient être viciées d'une foule de manières, mais une fois formées elles devaient être expulsées; la nature s'en chargeait parfois au moyen de la fièvre, mais parfois aussi, il fallait aider la nature, concourir à sa lutte contre les agents morbifiques, et pour opérer ce travail, on devait évacuer une partie des humeurs peccantes qui encombrent le corps.

On comprend facilement ainsi l'utilité de la saignée, qui avait l'avantage de désobstruer les vaisseaux d'une quantité de sang trop abondante et qui surtout enlevait avec lui les humeurs altérées (1).

Cette pratique devint universelle, car la doctrine des quatre humeurs était mieux qu'une doctrine, c'était un dogme. La persécution et les déboires qui survinrent à Brissot, coupable d'avoir déclaré qu'il était indifférent de saigner du côté droit ou du côté gauche, dans la pleurésie, nous montrent bien la puissance universelle du galénisme et l'intolérance de l'époque.

Dans le calme de notre esprit scientifique, si nous trouvons étranges toutes ces querelles et ces proscriptions, c'est que nous sommes plus heureux que nos prédécesseurs. Nous avons acquis la méthode expérimentale qui leur faisait défaut et qui est devenue le critérium de nos croyances, et d'autre part nous avons heureusement perdu le principe d'autorité.

Il faut ajouter que l'on ne s'en tint pas toujours aux sages préceptes de Galien et que bien souvent le zèle des

(1) Voy. Maurice Raynaud. *La Médecine au temps de Molière.*

disciples dépassa l'enseignement du maître : car Galien fut loin de déclarer la saignée une panacée, et de l'employer indifféremment à tous les âges et dans toutes les conditions comme on devait le faire depuis. Sans doute il se vantait de saigner en tout temps, hiver comme été, la nuit aussi bien que le jour, mais il avait sagement formulé des réserves à la soustraction du sang. Rarement il ouvrait la veine chez les vieillards, et jamais chez les enfants au-dessous de quatre ans.

Le réveil des idées anatomiques au seizième siècle, la découverte de la circulation au dix-septième, n'eurent pas sur la pathologie et la thérapeutique l'influence immédiate que l'on pourrait supposer. La découverte de Harvey devait renverser, au moins en principe, la médecine ancienne; mais on ne fut pas en mesure de déduire immédiatement les conséquences que comportait une pareille révolution.

Il était impossible d'en rester à la conception antique qui comparait le mouvement du sang dans les vaisseaux aux flots incertains et alternants de l'Euripe. Il était démontré qu'il y avait une étroite solidarité entre les diverses parties du système circulatoire, que le sang soustrait à un organe est immédiatement remplacé par une nouvelle quantité du même liquide.

Mais les idées humorales de Galien continuèrent à dominer la thérapeutique après comme avant l'année 1628, et la phlébotomie persista comme un dogme.

Il y eut même plus, la nécessité où l'on croyait être de défendre la saignée provoqua chez un *anti-circulateur* le raisonnement suivant qui mérite à coup sûr d'être reproduit :

« Si le sang circulait, disait-on dans une thèse (1), il serait impossible d'en tirer, puisque la perte subie par un organe serait immédiatement réparée: or la saignée ne peut être une chose inutile, donc le sang ne circule pas. »

Daremberg (2) explique fort bien les différentes raisons qui firent que la grande découverte de la circulation ne modifia que fort peu les systèmes en vigueur au moment où elle parut.

« La première raison, dit-il, c'est que tous les efforts des médecins furent consacrés, par les uns à attaquer l'œuvre de Harvey, par les autres à défendre son invention.

« La deuxième, c'est qu'un siècle a toujours à solder l'héritage d'un autre; or le dix-septième siècle médical est le fils très légitime du seizième qui était le siècle de l'alchimie. »

Et cependant au milieu de cet engouement universel, il y eut quelques voix discordantes : Portius, qui déclarait la saignée *inutile* et *dangereuse*, et dirigeait un pamphlet contre Willis et ses imitateurs, van Helmont (3), qui fut au dire de Sprengel, le plus grand hématophobe qui ait jamais existé. Il tenta, comme Erasistrate l'avait fait dans l'antiquité, de démontrer les suites fâcheuses qu'entraîne l'abus de la phlébotomie. Il montra l'inconvénient qu'a cette opération d'occasionner une faiblesse extrême et d'empêcher souvent les crises de se manifester.

Mais en même temps, Sydenham érigeait en principe qu'au début de toutes les maladies il faut employer la sai-

(1) F. Bazin. *Estne sanguinis motus circularis impossibilis?* 1672.

(2) *Histoire des sciences médicales*, t. II.

(3) On remarquera que Van Helmont était l'ennemi déclaré des humoristes.

gnée pour évacuer les humeurs peccantes et les esprits animaux. Pour cet auteur, l'ouverture de la veine est une porte par où s'échappe la maladie et rentre la santé.

Comme nous l'avons dit précédemment, les médecins du dix-huitième siècle ne furent nullement entraînés à cesser toute émission sanguine, malgré les excès de leurs prédécesseurs. La cause de cette manière d'agir se retrouve encore dans les idées théoriques qui les guidaient. A cette époque on adoptait avec Bordeu (1) « la doctrine des crises, des évacuations heureuses, les bienfaits du pouls critique et développé. »

Le début de notre siècle a été marqué dans l'histoire de la médecine par les luttes retentissantes que provoqua le nouveau système de Broussais. L'audacieux réformateur eut l'inconcevable idée de vouloir rénover entièrement la science et de rompre avec les enseignements du passé. Dans sa doctrine, de même que dans celle de Brown qui fut aussi *novateur* à son heure, tout vient d'atonie ou de tonicité ; seulement chez Broussais, l'atonie n'existait presque jamais, la stimulation est à l'origine de tout le système. Ce grand ennemi de l'ontologisme et des constitutions médicales ne voyait que des organes enflammés, et sans qu'il soit besoin d'insister, on prévoit quelles devaient en être les conséquences thérapeutiques.

« Il est toujours dangereux, dit-il dans une de ses *Propositions*, de ne pas arrêter une inflammation au début ; car les crises sont des efforts violents, souvent dangereux, que la nature déploie pour soustraire l'économie à un grand danger ; il est donc utile de les prévenir et imprudent de les attendre.

(1) Bordeu, *Recherches sur le pouls*, 1756.

« Les débilitants propres à arrêter les inflammations sont « la *saignée*, l'abstinence, les boissons émollientes et acidules, « mais la saignée est le plus efficace de tous. »

La conclusion était logique, il fallait enlever aux organes irrités l'élément de la phlegmasie, et l'on sait si l'on se fit faute d'enlever du sang. C'était l'époque où, dans la seule année de 1824, on employa pour 180,000 fr. de sangsues dans les seuls hôpitaux de Paris, et un demi-million de francs pour tous les hôpitaux de France, d'après l'évaluation de Casper.

Puis le système croula, du vivant même de son auteur, et aujourd'hui, un demi-siècle après son émission, il n'en reste que le souvenir d'un fait historique et un sujet de dissertation pour les philosophes.

Cependant l'influence des idées de Broussais fut telle que ses adversaires même les plus décidés, comme Andral, Chomel, etc., étaient dominés dans leur thérapeutique par le caractère inflammatoire de la maladie, et par la réaction fébrile concomitante.

La saignée survécut à l'*irritation*, on l'employa d'une manière moins universelle, on tenta d'en régler les indications, mais elle continua à rester dans la pratique, grâce au talent de Bouillaud et à son influence sur la génération qui l'entourait.

Ce serait une étude bien captivante que de suivre le travail lentement continu qui s'est fait dans les esprits depuis la chute du système de Broussais, de rechercher les causes de cette évolution qui, en peu de temps, devait aboutir à une pratique si diamétralement opposée.

Dans l'impossibilité où nous sommes de faire une étude aussi complète que nous l'aurions désiré, nous allons tracer à grands traits les diverses phases de l'histoire contemporaine.

La médecine physiologique reçut une première atteinte des travaux de Bretonneau qui, dans son ouvrage paru en 1826 (1), introduisit une notion nouvelle dans la nosologie, celle de la spécificité. Pour Broussais, les irritants étaient les seules causes morbifiques, leur seul effet est de produire l'irritation qui, dans les divers organes, est toujours semblable à elle-même et variable seulement quant à son siège et son intensité. A eette doctrine, séduisante par sa simplicité même, l'illustre médecin de Tours opposa la spécificité des maladies; il montra par de nombreux exemples que la différence dans la nature des causes était la caractéristique des différentes affections et que c'était la qualité et non point la quantité de la *cause morbifique* qui donnait aux maladies leur caractère invariable. L'inflammation passait dès lors au second plan, et bientôt la pratique médicale démontrait, pour la diphtérie par exemple, l'inutilité des émissions sanguines.

Puis vinrent les numéristes avec l'école de Louis. «A mon grand étonnement, dit ce dernier, je vis, par le résultat de mes observations, que les saignées copieuses dans les phlegmasies n'avaient pas été plus efficaces que celles faites d'une façon modérée, et qu'en aucun cas elles n'avaient paru juguler l'inflammation.» Il n'alla pas jusqu'à les condamner ouvertement, il se borna à contester leur utilité dans les phlegmasies et notamment dans les pneumonies.

Les recherches des hématologistes eurent une portée plus décisive encore. Avant eux, on regardait l'inflammation

(1) Bretonneau. *Recherches sur l'inflammation spéciale du tisu muqueux et en particulier sur la diphtérite.* Paris, 1826.

comme le résultat de la richesse ou de la plasticité du sang, et l'on reconnaissait cette richesse lorsque, après avoir pratiqué une saignée, on avait un caillot abondant relativement à la partie séreuse. C'était là un excès de force et de santé, aussi l'on n'était jamais plus près d'être affecté d'inflammation que lorsqu'on se portait extrêmement bien.

Sous l'influence des travaux d'Andral et Gavarret on regarda au contraire la surabondance de fibrine comme un état pathologique du sang, sa nature irritante ne fit doute pour personne ; mais on remarqua aussi que dans les phlegmasies, les saignées sont de plus en plus couenneuses à mesure qu'on les réitère, si bien que les propriétés phlogistiques du sang, loin de s'amender, s'exaspèrent par l'ouverture de la veine ; on enlevait ainsi le *bon sang* et on augmentait le mauvais.

On en vint donc à regarder un certain état d'anémie globulaire comme prédisposant plus particulièrement aux phlegmasies, ce n'était plus l'exubérance de santé qui provoquait ces dernières, c'était au contraire un appauvrissement du liquide nourricier, d'autant mieux qu'il était démontré par l'observation de tous les jours, que les individus faibles, débiles, les enfants, les vieillards, étaient plus fréquemment sujets aux phlegmasies que les individus bien portants. On arriva ainsi à placer l'anémie à l'origine de toutes les phlegmasies, puis de la pathologie tout entière.

Une expérience récente de Bernard venait encore à l'appui d'une pareille assertion. Lorsqu'on sectionne le sympathique cervical, on obtient des phénomènes de vascularisation et de température qui sont bien connus. Mais, si l'animal, qui subit l'expérience, est débilité par des traumatismes antérieurs ou une longue inanition, il survient autour de la plaie une inflammation purulente qui finit par envahir la plèvre correspondante. Quand au contraire le chien est vigoureux et bien portant, le traumatisme arrive promptement à guérison (1).

Enfin, sous l'influence des travaux venus d'Allemagne, les idées sur les phénomènes intimes de l'inflammation se modifiaient totalement. Le jour où il sembla démontré que le caractère principal des phlegmasies était une irritation cellulaire, que ce phénomène essentiel pouvait se développer dans un tissu dépourvu de vaisseaux, tels que le cartilage ou la cornée, en un mot que la fluxion vasculaire observée dans un tissu enflammé n'était qu'un phénomène secondaire, toujours subordonné aux modifications de la cellule, il sembla que les émissions sanguines n'avaient plus de raison d'être.

Il faut ajouter enfin que les études cliniques eurent une large part dans ce revirement si complet d'opinions (1). L'introduction du thermomètre dans les recherches cliniques, les travaux d'urologie permirent de mieux suivre la marche naturelle des maladies aiguës. Trousseau avait du reste prévu en partie ce résultat, et dans sa thèse de 1833 (2) on trouve cette phrase prophétique : « Si les médecins connaissaient la marche naturelle des maladies, ils saigneraient moins souvent qu'ils ne le font, et ils ne renouvelleraient pas la phlébotomie, alors qu'ils ont cru devoir la pratiquer une première fois. »

Sous l'influence de toutes ces causes réunies, on en vint peu à peu à se déshabituer de toute émission sanguine. Seules les ventouses scarifiées et les sangsues sont restées dans

(1) Des saignées générales dans les phlegmasies, *in Gaz. des hôpitaux*, 1859. pages 413 et suiv. (*Leçons de Beau.*)

(2) *Dans quelle limite la saignée est-elle applicable au traitement des maladies?* Thèse de concours pour une chaire de clinique médicale, 1833.

la pratique, et encore sont-elles délaissées par beaucoup. Cette différence dans la pratique est rendue évidente par le tableau que nous trouvons dans le travail de MM. Lasègue et Regnauld (1). On peut en déduire que l'emploi des sangsues commence à prendre de l'importance vers 1824, la moyenne annuelle de 1820 à 1824 étant 183,000, elle monte à 508,000 de 1824 à 1830. L'engouement arrive à son apogée de 1830 à 1842, époque où la moyenne annuelle atteint 828,000 avec trois fois un maximum de plus de 1 million par an.

A partir de 1842, le déclin se prononce, jusqu'en 1850 il est modéré, puis il s'accentue et se précipite avec un entrain irrésistible, si bien qu'en 1874 le chiffre tombe à 49,000.

A côté de cette décroissance, nous voyons au contraire le chiffre de l'alcool monter graduellement, et son emploi se généraliser de plus en plus.

Cette inégalité dans les chiffres montre bien la tendance de la médecine contemporaine à rattacher les maladies à un fond d'asthénie, comme on disait au temps de Brown. On voit partout l'anémie, et quand on ne la voit pas, on la craint.

Aussi les émissions sanguines générales sont-elles abandonnées par le plus grand nombre, la lancette est rentrée dans son portefeuille de maroquin, et certes la rouille s'en emparerait, s'il ne fallait l'en tirer, à chaque automne et à chaque printemps, pour pratiquer de vulgaires vaccinations.

Il est même à présumer que beaucoup de médecins ne font plus de saignée non seulement parce que les indications ne se présentent point, mais encore parce qu'ils reculent devant cette opération.

(1) *La Thérapeutique jugée par des chiffres.* (*Archives générales de médecine*, 1877).

Cet abandon est-il mérité? est-il à croire que l'abstention que nous remarquons aujourd'hui soit définitive ? Ce sont là des questions fort intéressantes et que nous reprendrons plus utilement à la fin de ce travail, lorsque nous aurons étudié ce que la saignée a fait et ce qu'elle peut faire.

CHAPITRE II.

De la saignée générale. Effets physiologiques.

Nous avons cru indispensable de placer ici le résumé de nos connaissances sur l'action physiologique des émissions sanguines, avant toutes considérations pathologiques. Une thérapeutique rationnelle doit s'inspirer principalement des effets qu'un médicament donné produit à l'état sain. A moins d'en revenir à la conception antique qui regardait la maladie comme un être nouveau s'introduisant dans l'organisme avec plus ou moins d'effraction, en bouleversant l'harmonie, il faut admettre que les mêmes lois régissent l'organisme sain ou malade et que la distinction entre la physiologie et la pathologie est une distinction provisoire, conséquence obligée des nécessités de la pratique. Dans l'espèce, on nous concédera bien que si la saignée est capable de produire certains effets, elle tendra à les faire naître aussi bien dans l'état de maladie que dans l'état de santé.

Au surplus, les notions que nous possédons aujourd'hui sur ce sujet sont nombreuses, mais elles sont de valeur inégale, et bien souvent les résultats cliniques et expérimentaux sont contradictoires; ce qui prouve seulement la difficulté de cette étude et la nécessité de procéder à de nouvelles recherches.

I. — *Modification de la circulation sous l'influence des saignées.*

Hales a étudié l'influence des hémorrhagies sur la pression artérielle et sur l'amplitude des pulsations. Jusqu'à ce jour, nous avons à peu près vécu des découvertes du grand physiologiste anglais qui furent reprises, commentées et vérifiées à différentes époques par les cliniciens et les expérimentateurs. Nous citerons particulièrement les expériences de Marey, de Chauveau, Buisson et les recherches cliniques de Lorain. Mais aucun fait nouveau n'est venu grossir nos connaissances sur ce sujet, ce que nous expliquons par l'emploi d'une technique physiologique insuffisante.

Grâce à la collaboration de M. Arloing, nous avons pu répéter, dans des conditions meilleures, les expériences qui avaient été faites par ces physiologistes, mettant largement à profit la méthode à inscription continue. De plus, nous avons étudié les variations que les saignées impriment à la vitesse du cours du sang dans les artères, variations qu'il faut nécessairement connaître si l'on veut se faire une idée des modifications que subit l'irrigation des tissus.

§ 1. — VARIATIONS DE LA PRESSION ARTÉRIELLE.

Si l'on ouvre et ferme successivement une veine, le système circulatoire se vide peu à peu et la pression baisse dans les artères. Mais la dépression présente dans le mode selon lequel elle s'établit, quelques particularités intéressantes.

A. La pression manométrique baisse dans l'artère pendant et même un instant après chaque saignée; quand la veine est fermée, la pression se relève lentement et se fixe à un niveau inférieur au niveau qu'elle occupait avant la saignée. Si l'on évacue plus du quart de la quantité de sang qu'un animal perd avant de mourir, la pression artérielle offre des oscillations profondes qui s'accentuent de plus en plus et se rattachent à des modifications alternatives et réciproques des capillaires et du cœur.

On peut apprécier ces modifications sur la figure ci-jointe. Dans l'impossibilité où nous étions de reproduire les

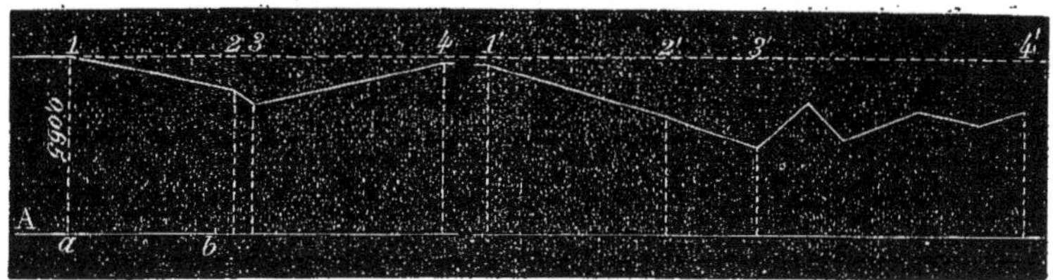

Fig. I. — Reproduction schématique des oscillations de la pression dans la carotide de l'âne pendant et après deux saignées de un litre chacune, faites à la veine jugulaire correspondante (1/8 de grandeur naturelle).

A, ligne d'abscisse et temps — *a b*, longueur égale à la durée d'une seconde, — de 1 à 2 première saignée de 1 litre, — 3 la pression cesse de baisser dans la carotide, — de 3 à 4, la pression remonte graduellement et se fixe à 0m 064, — de 1' à 2' saignée de 1 litre, — 3' la pression cesse de baisser, — de 3' à 4' la pression oscille et se fixe à 0m 045.

longues bandes de nos tracés, nous nous sommes résigné à en schématiser quelques fragments.

B. Le système artériel ne se désemplit pas comme un ballon élastique préalablement distendu par un gaz. Les diminutions que subit la pression artérielle par des saignées successives, ne sont pas exactement proportionnelles à la quantité de sang extraite ; les premières saignées produisent une dépression moins considérable que les saignées ultérieures. Pour obtenir une chute de presion égale au cinquième ou au sixième de la pression normale, il faut évacuer un tiers environ de la masse du sang. La figure suivant donnera une assez bonne idée de ces modifications succesesives.

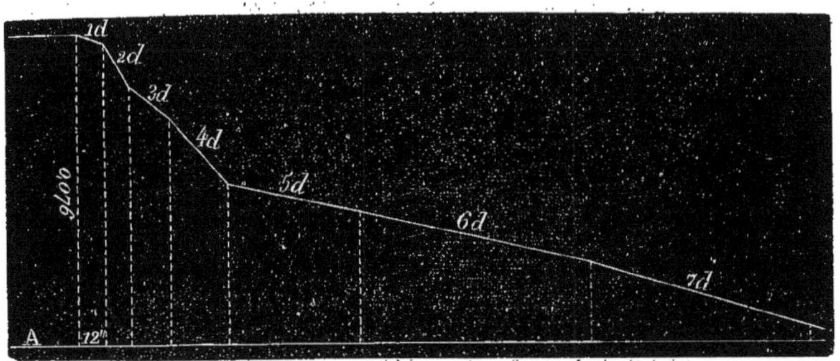

FIG. II. — Schéma des chutes de la pression artérielle sur le chien pendant sept saignées consécutives de un décilitre chacune (1/4 grandeur naturelle). — La pression initiale était de 0m 076 × 2.

A : Ligne d'abscisse et temps ; l'intervalle compris entre les deux premières perpendiculaires égal à la durée de la première saignée, répond à une durée de 12 secondes.

Les premiers résultats en démontrant : 1° que la saignée veineuse produit immédiatement une dépression considérable des vaisseaux artériels correspondants, 2° que l'équilibre de la pression, rompu un instant dans le système circulatoire, se rétablit par un appel exercé par les vaisseaux dégorgés sur les vaisseaux voisins, 3° que les saignées copieuses entraînent de grandes oscillations de pression, justifient l'idée qu'on s'est faite des saignées dérivatives et prouvent, entre autres, que les fortes saignées produisent dans l'état statique de la masse sanguine des effets comparables à ceux de la réfrigération du corps et de la période de réaction subséquente.

Les seconds nousapprennent que si l'on veut compter

sur des effets de quelque valeur, il faut les acheter au prix d'une forte saignée, c'est-à-dire au grand détriment de la source la plus importante de la force de résistance des malades.

§ 2. — VARIATIONS DE LA FRÉQUENCE DU POULS.

L'accélération du pouls par la saignée serait un fait constant pour Marey, simplement fréquent pour Lorain.

Dans quelles conditions le pouls devient-il fréquent? dans quelles conditions ne le devient-il pas? Voici ce que nous avons observé pendant des hémorrhagies graduées, mais mortelles :

a. La fréquence du pouls augmente tant que la diminution de la pression artérielle ne dépasse pas le tiers de la pression normale.

b. Elle revient peu à peu à son chiffre initial pendant que la pression est comprise entre le tiers et le cinquième de la pression normale.

c. Elle augmente de nouveau quand la première tombe au-dessous du cinquième de cette pression.

En conséquence, après des saignées simplement copieuses, le pouls deviendra fréquent; mais, après des hémorrhagies graves, il faudra s'attendre à trouver ce pouls relativement lent ou bien très fréquent, auquel cas on pourra porter sur le malade un pronostic fâcheux.

Toutefois nous devons ajouter que, dans le cours des deux dernières périodes, le pouls peut, pendant de courts instants, ou s'accroître ou se ralentir; ces changements sont liésaux grandes oscillations de pression précédemment signalées et que nous interpréterons bientôt.

§ 3. — VARIATIONS DE LA FORCE DU POULS.

Il est admis, depuis les travaux de Hales, que le pouls se relève sous l'influence de la saignée. Marey a démontré que, dans la plupart des cas, l'augmentation de l'amplitude du pouls est produite par l'abaissement de la pression artérielle. Or, comme la saignée fait incontestablement baisser la tension dans les artères, il est logique d'admettre que le pouls augmente de force sous l'influence des évacuations sanguines. Mais les phénomènes qui se produisent après la saignée sont complexes; l'abaissement de la tension s'associe tantôt à une accélération, tantôt à un ralentissement du cœur; il peut aussi coexister avec une constriction ou une dilatation des vaisseaux capillaires. De là, des influences multiples qui font que la force du pouls diminue si le cœur s'accélère, ce qui est la règle après les petites saignées et les saignées moyennes, tandis qu'elle augmente si le cœur se ralentit, ce qui arrive parfois d'une façon passagère, dans le cours d'une expérience physiologique.

Ces modifications peuvent être observées sur les tracés suivants qui indiquent les modifications prises dans la carotide au moyen d'un tube branché latéralement. Ce tube se rendait à la fois dans un manomètre inscripteur et dans un sphygmoscope, disposition qui nous permettait d'enregistrer simultanément les changements de la pression artérielle et la force du pouls. Ces expériences ont été faites sur un âne, du poids de 165 kilogr.

Voici les résultats que nous avons obtenus :

Pendant que le sang s'écoule de la jugulaire et que la pression baisse dans la carotide, l'amplitude des pulsations

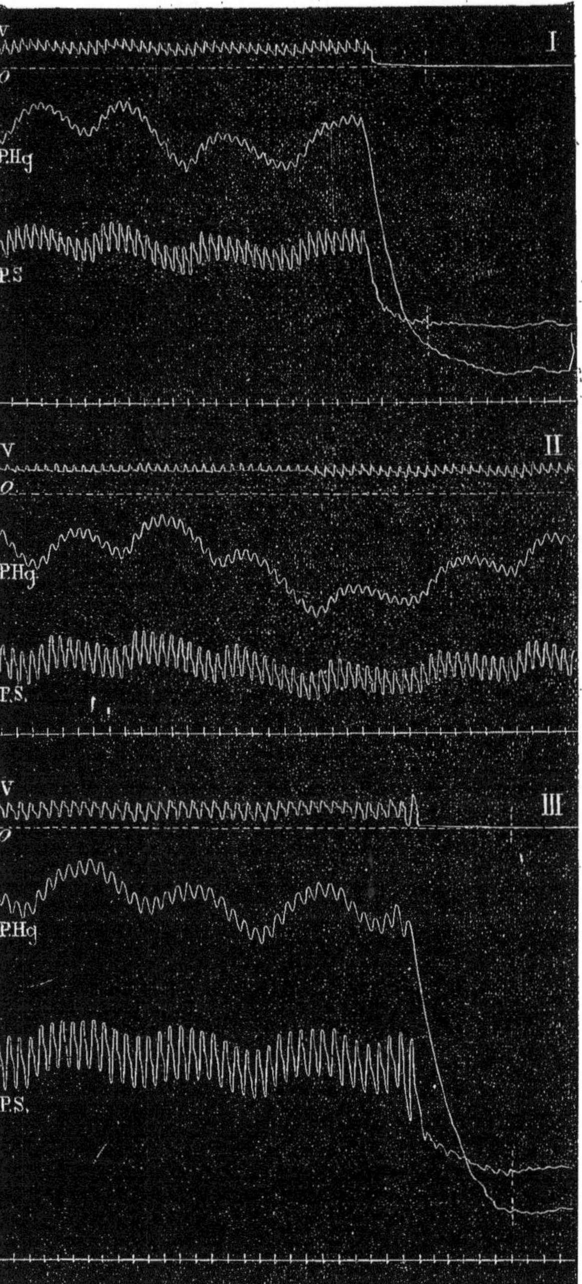

Fig. III. — Modifications de la circulation artérielle dans la carotide sous l'influence de la saignée.

P. S. Tracés sphygmoscopiques. — P. Hg. Tracés manométriques de la pression dans la carotide. — V. Tracés de la vitesse du cours du sang dans le même vaisseau. — La ligne la plus inférieure de chaque tableau est la ligne d'abscisse, ses divisions indiquent les 1/75 de minute.

diminue (voir fig. III, P. S. II et III) ; après la saignée, la pression se relève graduellement, l'amplitude des pulsations *augmente* légèrement tout en restant au-dessous de l'*amplitude normale*. Ces modifications vont en s'accusant de plus en plus au fur et à mesure que le sang s'écoule au dehors.

Malgré la diminution de la pression artérielle, l'amplitude des pulsations est allée en décroissant contrairement aux prévisions exprimées plus haut ; mais hâtons-nous d'ajouter que ce phénomène coïncidait avec une accélération considérable du cœur.

Parfois le pouls augmente relativement d'amplitude dans le cours d'une basse pression, mais ce résultat s'observe toujours avec un ralentissement du cœur, et dans l'intervalle de deux saignées.

Par conséquent, nous nous croyons autorisé à dire qu'à l'état physiologique :

1° La force du pouls diminue si le cœur s'accélère (ce qui est la règle sous l'influence des petites saignées et des saignées moyennes) ;

2° La force augmente si le cœur se ralentit, ce qui est une exception, toujours passagère, dans le cours d'une expérience.

En étudiant avec les idées qui découlent de ces conclusions, les tracés qui ont porté Lorain à croire au relèvement du pouls par la saignée, on constate, sur les fragments qu'il reproduit, que le pouls ample est plus rare que le pouls petit.

Que se passerait-il dans les états pathologiques? Nous ne saurions le dire, attendu que les conditions dans lesquelles se trouvent les malades varient d'un état à l'autre. Toutefois on peut prévoir un cas où la saignée produira une augmentation de la force du pouls, ce sera lorsqu'une grande accélération du cœur s'allie à une forte tension artérielle.

§ 4. — VARIATIONS DE LA FORME DU POULS.

Nous n'avons rien à objecter aux assertions de Chauveau, Marey, Buisson touchant l'augmentation du dicrotisme après la saignée. Nous ajouterons simplement la remarque suivante, faite en étudiant les tracés sphygmoscopiques recueillis dans ces derniers temps. Après quelques évacuations sanguines le sommet des pulsations perd peu à peu de son acuité, et lorsque la pression a considérablement baissé, la pulsation prend une forme qui rappelle, sauf l'amplitude, celle qui caractérise l'insuffisance et le rétrécissement aortique. D'où il faut conclure que dans les hémorrhagies abondantes, le sang s'engage brusquement dans le système artériel, mais y circule très lentement, dans l'intervalle des systoles.

§ 5. — VARIATIONS DE LA VITESSE DU COURS DU SANG.

Nous avons dit en commençant la grande importance qu'il faut attacher à l'étude des variations de la vitesse. Pour être satisfaisante, cette étude doit être entreprise sur de grands animaux avec l'hémodromographe Chauveau, et être faite concurremment avec celle des variations de la pression artérielle et du pouls.

Les tracés que nous avons obtenus nous ont engagé à distinguer trois périodes dans les variations qui se produisent au cours d'une hémorrhagie veineuse ou artérielle graduellement mortelle. Pendant la première période qui répond à l'évacuation du premier tiers environ de la masse sanguine, la *vitesse diastolique augmente et la vitesse systolique diminue*. La seconde période qui correspond à l'évacuation du second tiers de la masse du sang est caractérisée par le *retour de la vitesse diastolique à l'état normal, et par l'augmentation de la vitesse systolique;* enfin la troisième période est caractérisée par la *diminution de la vitesse diastolique qui peu à peu devient nulle et par une vitesse systolique forte mais brève, excepté dans les derniers moments de l'animal où elle s'affaiblit.* Durant le cours de la deuxième période, la vitesse diastolique présente de grandes variations en rapport avec les oscillations de la pression que j'ai déjà signalées. En traduisant ces résultats en langage ordinaire on voit que les saignées petites et moyennes s'accompagnent de la dilatation des capillaires et augmentent l'irrigation des tissus. Mais si les pertes de sang outrepassent certaines limites, le tiers de la masse du sang, l'irrigation des tissus diminue insensiblement, de plus, la circulation se trouble profondément parce que les capillaires modifient le jeu du cœur à chaque instant, tantôt dans un sens tantôt dans l'autre, par leur resserrement et leur relâchement en quelque sorte désordonnés.

II. *Influence sur l'absorption.*

Les modifications de pression et de vitesse que nous venons d'étudier, expliquent pourquoi l'absorption se fait d'une manière plus intense après les pertes de sang. Cette augmentation de l'absorption se manifeste par une soif plus grande, et Magendie a montré depuis longtemps que les phénomènes d'intoxication consécutifs à l'introduction de poisons dans une séreuse se développaient beaucoup plus rapidement après une hémorrhagie. C'est une considération analogue qui faisait ralentir le zèle des médecins, à l'époque où la saignée était en pleine puissance thérapeutique. — Dans la fièvre typhoïde, Leroy (de Béthune) (1) recommande de ne jamais pratiquer l'ouverture de la veine au moment où les plaques intestinales sont en suppuration.

Lisfranc (2) la rejette au moment où les plaies suppurent. Ces auteurs jugeaient à bon droit que la saignée ne pouvait que favoriser au plus haut degré la résorption des produits septiques qui se trouvent dans l'intestin ou à la surface de la plaie.

Cette puissance d'absorption qui suit une perte de sang pour peu qu'elle soit considérable, explique la prompte réparation du sang, relativement à sa masse, mais sa qualité retrouve plus lentement son type primitif, parce que les liquides venus des tissus peuvent jusqu'à un certain point remplacer le sérum, mais la reconstitution des globules rouges est beaucoup plus lente, et ceci nous amène à parler des modifications profondes qui surviennent dans la constitution du sang.

III. — *Influence sur la constitution du sang.*

1. Globules rouges. — On sait par les expériences de Girard et par des faits devenus classiques que la masse du sang se renouvelle avec rapidité à la suite d'hémorrhagies spontanées ou provoquées. — « Girard ayant tiré à une jument de taille moyenne 10 kilogr. de sang le premier jour,

(1) *Union médic.*, 1852, n° 129.
(2) *Méd. opér.*, t. I, p. 139.

10 le deuxième, 8 le troisième, 8 le quatrième, 7 le cinquième, 9 le sixième, recueillit encore à l'ouverture du cadavre, après cette dernière saignée, 5 kilogr. de liquide ; en tout 57 kilogrammes. Comme cette dernière quantité représente environ deux fois celle qui devait être contenue dans les vaisseaux au début de l'expérience, il en résulte qu'en six ou sept jours il s'est formé une masse de sang équivalente à celle existant au début » (1).

D'après Piorry le renouvellement de la masse du sang marcherait également très vite chez le chien. D'autre part Haller rapporte qu'un jeune homme perdit en 10 jours 75 livres de sang, ce qui implique que la masse primitive a dû se renouveler environ sept fois en 10 jours. — D'autres faits cités par M. Colin démontreraient, *s'ils étaient bien établis*, que la reconstitution de la masse du sang peut s'effectuer dans des proportions encore plus extraordinaires.

Il était intéressant de rechercher si les éléments figurés du sang et en particulier les globules rouges, se regénèrent avec la même rapidité. Pour étudier la marche du phénomène en dehors de toutes circonstances capables de la modifier, M. Laulanié, professeur à Toulouse, a bien voulu instituer, à notre intention, quelques expériences nouvelles. Il s'est adressé à des animaux parfaitement sains ; les expériences qui suivent tendent par conséquent, à donner la courbe physiologique de la rénovation des globules rouges après des saignées plus ou moins abondantes.

Expérience I. — 4 février, chien mouton très vieux, en bonne santé, du poids de 12 k. 500 ; on compte les globules rouges avec le compte-globules Malassez.

4 heures du soir. N. = 4 975 500 ; — T. 39°, 7.

(1) Colin, *Physiologie comp. des animaux domestiques*, 2e vol., p. 561.

Pour pouvoir mesurer avec soin la quantité de sang enlevée, on fixe sur une jugulaire un tube coudé en verre et on tire 200 gr. de sang. D'après les évaluations de M. Colin, l'animal pouvait avoir 735 gr. de sang environ, l'hémorrhagie est donc relativement abondante.

5 février 10 heures du matin. N. = 2 836 500; T. 39° 5. La saignée a donc eu pour résultat une chute considérable du nombre des globules.

6 février. N. = 4 152 500; T. 39°,6.

7 février. N. = 4 414 400; T. 39°,5.

8 février. N. = 4 972 400; T. 39°,6.

On voit par ces chiffres que la régénération a été très brusque au début, s'est ralentie ensuite pour s'achever en 4 jours.

Expérience II. — 9 février; un chien d'un an du poids de 6k, 500. — Poids du sang = 383 grammes.

1 heure du soir. N. = 5 555 000; — T. 38°, 5. On extrait par la jugulaire 125 grammes de sang, quantité relativement plus considérable que dans l'observation précédente, l'animal mange et boit avec avidité.

5 heures du soir. N. = 3 490 600; t° 38°,3.

10 février. 10 h. N. = 3 893 600; t° 38°,3.

11 février. 10 h. N. = 3 690 000; t° 38°,5.

12 février. 4 h. N. = 3 410 000; t° 38°,6.

13 février, 3 h. N. = 3 830 000; t° 38°,5.

15 février. 2 h. N. = 3 906 000; t° 38°,7.

17 février; 12 h. N. = 4 761 600; t° 38°,5.

Expérience III. — 9 Février; jument de 15 ans, vigoureuse.

4 heures du soir. N. = 4 414 408. On pratique une saignée de 6 kilogrammes.

10 février. N. = 3 584 000.

On pratique une nouvelle saignée de 5 kilogr.

11 février. N. = 3 087 220.

Nouvelle saignée de 6 kilogr.

12 février. 2 827 200.

13 février. 2 889 200.

15 février. 3 410 000.

17 février. 3 836 000.

Dans les deux cas qui précèdent la régénération est en bonne voie et il n'est pas douteux qu'elle s'achève bientôt. En somme, et bien que les faits ne soient pas assez nombreux pour déterminer très exactement la marche du phénomène, on peut dire que dans les circonstances physiologiques, le sang répare très rapidement ses pertes en globules, bien qu'il se produise parfois, comme dans l'expérience II des oscillations négatives difficiles à expliquer.

Pour passer du simple au composé, nous allons donner les résultats de deux observations que nous a communiquées M. le professeur Hayem, et bien qu'elles soient faites dans des conditions moins simples que les précédentes, on verra que les résultats sont à peu près analogues.

OBSERVATION I. — Le nommé X., entre dans la salle Saint Jean de Dieu, à la Charité pour une néphrite aigüe. Le 16 septembre 1875, on lui fait une saignée de 335 à 340 centim. cubes.

Sang au bout du doigt avant la saignée : gl. rouges	4 699 875
Sang au bout du doigt après la saignée : gl. rouges	3 548 250
Sang retiré par la veine : gl. rouges	4 357 500

17 septembre. 24 heures après la saignée, les globules paraissent peu altérés, ils sont un peu gros, on trouve : gl. rouges, 3 610 500

18 septembre. — La veille au soir, il fut posé au malade un certain nombre de ventouses scarifiées, à l'examen, les globules ont l'aspect normal : gl. rouges, 2 770 125

20 septembre. — Globules en général normaux, quelques-uns sont de petite dimension, gl. rouges, 3 454 875.

23 septembre. — Quelques globules légèrement déformés, un certain nombre de petits : gl. rouges, 3 890 625.

26 septembre. — Les petits globules sont toujours nombreux : gl. rouges, 4 482 000.

28 septembre. — Grande quantité de petits globules : gl. rouges, 4 855 500.

OBSERVATION II. — N° 15 (salle Saint-Jean de Dieu).

Ce malade est admis pour une hémiplégie récente, consécutive à une embolie.

23 septembre 1875. — Saignée de 340 grammes environ.

Sang du bout du doigt avant la saignée : gl. rouges, 5 384 625.

Sang du bout du doigt après la saignée : gl. rouges, 4 046 250.

Sang retiré de la veine, préalablement agité et avant la formation du caillot : gl. rouges, 5 470 000.

Le *soir*, c'est-à-dire, six heures après la saignée nouvelle numération : gl. rouges, 4 201 875.

24 septembre. — Globules en général sains, gros, quelques-uns petits : gl. rouges, 4 326 375.

28 septembre. — Globules normaux, 4 356 500.

2 octobre. — Globules normaux, 4 917 750.

Nous aurions pu donner une troisième observation, mais comme elle est semblable aux précédentes, nous nous serions exposés à des redites sans utilité.— En prenant une moyenne de ces trois faits, nous trouvons que le nombre des globules rouges qui était de 4 980 000 avant une saignée de 350 centim. cubes environ, diminue de 1 100 000 par le fait seul de l'opération. Cette diminution comme on le voit est fort appréciable.

Mais ce n'est pas la quantité seule des hématies qui est atteinte, on trouve encore des modifications dans leur qualité, modifications qui surviendraient assez promptement.

Lehmann (1) avait remarqué que ces éléments présentaient une disposition spéciale à s'accoler et à s'agglomérer.

Tolmatscheff (2) a constamment trouvé le sang qui s'écoule en dernier lieu, plus riche en eau et plus pauvre en globules que celui qui est sorti tout d'abord de la veine ; il a même trouvé le sang de la fin de la saignée, moins chargé d'hémoglobine. Ses recherches hématologiques ont été faites

(1) Lehmann, *Lehrbuch der phys. Chemie.*

(2) Tolmatscheff, *Hoppe-Seyler's med chem. Unters*, 1867, p. 296-404.

d'après le procédé de Hoppe-Seyler. Voici quelques chiffres qui indiquent ces modifications :

10, 1 à la fin au lieu de 11, 8 au début.
11, 1 » » 13, 2 »
12, 1 » » 14 »
12 » » 13, 1 »

Les modifications morphologiques qui surviennent du côté des globules rouges, ont été étudiées tout récemment par M. Renaut, qui a bien voulu nous communiquer la note suivante :

Lorsqu'on a saigné une grenouille à blanc par le procédé décrit par Ranvier et qu'on observe les effets de l'hémorrhagie sur le sang, on voit que les 2/3 au moins des globules rouges ont subi une altération profonde. — Ces globules se déchargent de leur hémoglobine d'une façon très variable. Les uns ne possèdent plus d'hémoglobine qu'autour du noyau qui cesse d'être godronné et se développe.

D'autres se comportent de la même façon relativement à la perte en hémoglobine, leur noyau développé redevient bien vésiculeux mais il paraît comme formé par une membrane sèche qui s'est déplissée et arrondie en sphère et dont le centre n'est pas formé par une substance que les réactifs teignent énergiquement, mais bien par un liquide qui n'a point la composition normale du noyau et qui semble venu du dehors.

Le noyau de ces globules s'est comporté comme s'il était formé par une vessie chiffonnée qu'une injection aurait développé. Je me suis assuré cependant que ces noyaux désséchés étaient bien en place,

Un certain nombre de globules restent inaltérés et forment environ le tiers de la somme totale. Leur noyau se colore faiblement par le carmin et par la purpurine. Le limbe ne se décharge pas d'hémoglobine.

Je crois conclure de là avec quelque vraisemblance que les globules lésés par l'hémorrhagie sont principalement, d'une part les globules encore jeunes et dont le noyau acquiert une nouvelle vitalité sous l'influence de l'irritation, et d'autre part, les globules déjà anciennement formés. Il n'y a que les globules présentant les caractères de l'état adulte qui semblent résister au traumatisme.

2. — Globules blancs. Quant aux globules blancs, il a été longtemps admis que leur nombre augmentait, c'est même à cette augmentation que O. Weber (1) attribue la formation de la couenne, il regarde la saignée comme favorisant l'état lymphatique du sang : ce qui résulterait de la transsudation immédiate, consécutive à l'abaissement de la presson vasculaire.

Pour Bauer, cette leucocythose ne fait aucun doute, et l'augmentation de globules blancs n'est pas seulement relative, mais encore absolue, et à ce propos il cite l'opinion de Erb et de Manassein qui croyaient que ces éléments étaient destinés à la régénération des globules rouges.

Il semblerait au contraire, d'après M. Malassez (2) que cette augmentation de globules blancs soit le fait de l'opération résultant de l'ouverture de la veine, plutôt que la conséquence de la perte de sang.

3. Gaz du sang. — La diminution des globules rouges doit avoir pour conséquence nécessaire une modification assez grande de la proportion absolue et relative des gaz du sang.

Dans les traités de physiologie, on cite les évacuations sanguines parmi les causes qui font diminuer la proportion d'oxygène et d'acide carbonique contenue dans le sang.

Plusieurs expérimentateurs français et étrangers ont étudié l'influence des hémorrhagies sur la proportion absolue et relative des gaz du sang ; mais elle a été diversement

(1) In *Handbuch von Pitha und Billroth.*
(1) *Soc. de Biologie*, 15 nov. 1879.

appréciée, et, de plus, les auteurs, se plaçant à un point de vue purement physiologique ont négligé d'indiquer le rapport, qui peut exister entre la modification des chiffres des gaz, la quantité de sang évacuée et le poids du corps, de sorte qu'il est impossible de puiser dans leurs recherches des indications applicables à l'emploi de la saignée dans les maladies.

Ainsi MM. Urbain et Mathieu (1) disent qu'il suffit d'extraire à un chien 20 c. c. de sang artériel pour trouver dans une saignée de 20 c. c. notablement moins d'acide carbonique et d'oxygène. Ils vont même jusqu'à fixer la valeur moyenne de cette diminution, elle serait de 2 c. c. 50 après une saignée de 60 c. c. et de 3 c. c. 90 après une émission sanguine de 150 c. c.

M. Bert (2) n'a jamais remarqué de diminution aussi importante entre la teneur gazeuse du sang tiré en plusieurs fois des vaisseaux. Il cite un exemple dans lequel la proportion des gaz a changé à peine dans trois prises de sang artériel, faites en l'espace de 1 heure 1/2.

MM. Jurgensen et Hüfner ont pratiqué des saignées plus considérables ; ils ont constaté que 72 heures après l'extraction du quart de la masse du sang chez un chien, la quantité d'oxygène contenue dans 100 volumes de sang, avait diminué de moitié (de 24 à 12.8).

Soit pour contrôler les résultats annoncés par quelques auteurs, soit pour satisfaire au *desideratum* pratique précédemment signalé, nous avons entrepris des recherches personnelles sur cette question.

Expérience I. — Chien de rue, en bonne santé, pesant 18 kilogrammes.

(1) *Archives de Physiol.*, 1872.
(2) *Pression barométriq.*, p. 625.

Cet animal est sain, à jeun, et fixé sur la gouttière à expériences. On découvre l'artère fémorale. Lorsque le sujet s'est calmé, on retire 25 c. c. de sang artériel que l'on porte immédiatement dans la pompe à mercure.

Les gaz que l'on en extrait sont analysés par la potasse et l'acide pyrogallique ; ils contiennent, pour 100 volumes de sang :

CO^2 .... 46.4
O 21.6

On laisse ensuite couler de l'artère fémorale 200 c. c. de sang qui, ajoutés au 25 c. c. de l'analyse étalon, portent à 225 c. c. la quantité de sang perdu par l'animal.

Si l'on estime à 1/20 du poids du corps la masse de sang qui s'écoule des vaisseaux pendant une hémorrhagie mortelle, on peut dire que ce chien a subi une saignée égale à un peu moins du tiers de la masse sanguine totale.

Le sujet est conduit dans sa loge où il fait son repas ordinaire.

24 heures après la saignée, on fait une seconde prise de sang dans le même vaisseau et dans les mêmes conditions que la veille. La proportion absolue et relative des gaz s'est modifiée, car on trouve pour 100 volumes.

CO^2 .... 44.8
O 17.6

Voici une autre expérience dans laquelle les changements gazeux éprouvés par le sang furent suivis de plus près.

Expérience II. — Chien loulou, vigoureux, poids = 12 kilogr., cet animal vient de faire un léger repas. On retire de son artère fémorale 25 c. c. de sang. Celui-ci renferme pour 100 vol.

CO^2 .... 51.2
O 22.0

On pratique ensuite une saignée de 200 c. c. environ.

Deux heures et demie après cette évacuation sanguine, on puise dans l'artère fémorale 25 c. c. de sang dont on extrait et analyse les gaz. On obtient :

CO^2 .... 43.6
O 20.0

Le chien est ramené dans sa niche, et, le lendemain, alors qu'il est encore à jeun, 18 heures après la saignée, on procède à une nouvelle analyse des gaz du sang. Cette troisième épreuve nous donne les chiffres suivants :

CO^2	42.8
O	17.6

Rapportons encore une expérience dont les résultats sont analogues, malgré un changement notable dans les conditions expérimentales.

Expérience III. — Chien de berger, poids 18 kil. 500.

On le fixe sur la gouttière à vivisection, on découvre l'artère fémorale et on adapte un tube à la trachée, afin de recueillir les produits de l'expiration.

Notre animal fait de nombreuses respirations si bien que, de temps en temps, on voit survenir de l'apuée.

On extrait d'abord 25 c. c. de sang artériel qui fournissent pour 100 c. c.

CO^2	28.4
O	27.6

On pratique ensuite une saignée de 145 c. c.

Une heure et demie après cette opération, on fait une nouvelle analyse. Cette fois, on obtient :

CO^2	28,2
O	24,8

La faiblesse du chiffre de CO^2 et la force de celui de O. s'expliquent par l'influence de la trachéotomie et des mouvements respiratoires désordonnés auxquels se livrait l'animal.

Si nous examinons l'ensemble des résultats de ces trois expériences nous constatons que les émissions sanguines produisent une diminution de la proportion absolue de l'acide carbonique et de l'oxygène du sang artériel ; nous notons encore que la proportion relative des deux gaz est modifiée ; ainsi l'oxygène subit une diminution proportionnellement plus considérable que l'acide carbonique. De plus, l'influence d'une saignée sur les gaz du sang se fait sentir non seulement immédiatement après l'évacuation sanguine, mais se poursuit encore le lendemain, et probablement les jours suivants. Cette assertion ressort très manifestement de l'expérience II.

Enfin, si nous envisageons ces résultats à un autre point de vue, nous voyons que des émissions sanguines égales au quart ou au tiers de la masse du sang, c'est-à-dire dans des conditions de volume compatibles avec les exigences de la pratique médicale, diminuent l'oxygénation du sang, ralentissent les combustions qui aboutissent à la formation de CO^2 et déterminent des phénomènes de sédation qu'il ne faut pas confondre avec un simple effet de déplétion de l'appareil circulatoire.

Au surplus, les changements que l'on observe dans la richesse gazeuse du sang et les conséquences que nous en tirons, sont corroborés par l'étude des gaz de la respiration.

Ainsi chez un premier chien, on trouve 4,1 de CO^2 pour 100 vol. de gaz expirés à l'état normal ; une heure après une saignée égale au quart de la masse de sang, on ne trouve plus que 2,4 de CO^2.

Sur un second chien, on analyse les gaz de l'expiration avant et après l'extraction du tiers de la masse sanguine ;

Avant, l'analyse révèle :

CO^2	3.6
O	16.8

Après, on obtient :

CO^2	2.7
O	17.7

D'où nous concluons que ces deux animaux rejetaient

moins d'CO^2 après la saignée, et que le second, absorbait plus d'oxygène avant d'avoir subi cette opération.

Ces seconds résultats confirment donc bien nos précédentes déductions.

4. Plasma. — *Fibrine*. — Les modifications qui surviennent du côté de la fibrine, ont été appréciées d'une manière diverse : ce qui tient encore aux difficultés de l'analyse, et à l'insuffisance de la technique.

Pour certains hématologistes (Andral et Gavarret, P. Schützenberger) la fibrine augmente à la suite de la saignée, et c'est ainsi qu'on expliqua la guérison naturelle de certaines hémorrhagies, on supposait que le sang devenait plus fibrineux et plus coagulable à mesure qu'il s'écoutait de la veine. C'est également pour la même raison que Beau (1) rejetait les émissions sanguines dans le traitement des phlegmasies; augmentant la fibrine, elles augmentaient l'état phlogistique du sang et allaient ainsi à l'encontre du but proposé. Mais, pour d'autres (Magendie, Coze, Hirtz, etc.) les pertes de sang diminuent l'élément fibrineux et les chirurgiens savaient parfaitement que la diminution de la plasticité du sang, rendait presque impossible la formation d'un coagulum par la méthode de Valsava.

Aujourd'hui nous savons d'une façon assez précise que la quantité de fibrine, loin d'augmenter, diminue constamment après une saignée; si on a pû avancer une opinion opposée à une certaine époque, c'est qu'on connaissait moins qu'aujourd'hui les conditions qui facilitent la coagulation du sang. Les pesées de Brücke ne laissent aucun doute sur

(1) *Gaz. des Hôpitaux*, 1859.

la diminution de la fibrine ; seulement dans les saignées successives, lorsque le sang est appauvri, la coagulation se fait avec beaucoup plus de lenteur, ce qui donne une plus grande épaisseur à la couenne ; il se passe en un mot le même phénomène que dans la coagulation du sang de cheval ; ce dernier n'est certes pas dans un état plus inflammatoire que le sang du mouton ou de l'homme, seulement les phénomènes, dits de coagulation, s'y produisent avec une lenteur beaucoup plus grande ; d'où, la plus grande épaisseur de la couenne.

On comprend la formation de cette dernière par ce fait que les globules étant plus denses que le plasma, descendent au fond du vase et il y en aura d'autant plus que la coagulation sera plus lente, puisqu'ils seront moins vite emprisonnés par le réseau fibrineux.

Les expériences de Magendie ont démontré d'une façon qui n'a pas été contestée que les émissions sanguines auraient une action sur la qualité de la fibrine. — Celle que contient le sang d'une première saignée est très bonne, elle se coagule vite et demeure ensuite insoluble. Mais, dans les saignées postérieures, la fibrine a des propriétés toutes contraires, car elle a dû être refaite récemment, elle est plus jeune, et se coagule plus lentement ; lorsqu'on la chauffe longtemps dans l'eau, elle finit par se redissoudre comme du blanc d'œuf (1).

Peptones. M. d'Arsonval veut bien nous communiquer le résultat de recherches récentes qu'il a faites sur ce point spécial. En examinant le sang normal, on trouve très peu de peptones, mais après une hémorrhagie, chez le chien par exemple, il arrive un moment où le sang ne contient presque

(1) Voir C. Bernard. *Revue des Cours scientifiques*, 2 déc. 1865.

plus de fibrine, tandis qu'il est chargé de peptones. Quelle en est la provenance? Il semblerait qu'elles soient produites par une auto-digestion des tissus. En effet le sérum après une hémorrhagie abondante, change l'albumine en peptone, intervertit le sucre de canne, transforme l'amidon en glycose, exactement comme le ferait une infusion de pancréas. Chaque cellule de l'organisme peut donc produire des ferments digestifs dans certaines conditions.

IV. — *Influence sur la respiration.*

Les recherches de Küssmaul et Tenner (1), celles de M. Fr. Jolly ont démontré que les hémorragies étaient susceptibles d'amener l'anémie cérébrale, bien que l'opinion contraire ait été soutenue par les auteurs qui n'admettent pas que la quantité de sang, contenue dans la boîte crânienne, soit susceptible de diminution.

C'est à cette anémie, aujourd'hui bien certaine, et à l'excitation qu'elle détermine, qu'est due l'apparition des convulsions générales observées à la suite des hémorragies.

O. Weber (2) attribue à l'anémie de la moelle allongée, la diminution du nombre des mouvements respiratoires, et c'est dans des conditions analogues que Traube a vu survenir le phénomène de Cheyne-Stokes.

Dans ces mêmes conditions, Leichtenstern (3) a constaté la diminution du nombre et de la profondeur des respirations. Mais cette diminution ne tarde pas à faire place à une

(1) *Moleschott's Untersuchungen*, III, 1857.
(2) In *Handbuch von Pitha* und *Billroth*.
(3) *Zeitschrift für Biologie*, B. VII, 2 Hft.

accélération qui se prolonge jusqu'à ce que survienne la fatigue.

Pour Bauer (1), les mouvements respiratoires diminuent de nombre et d'intensité, du moins lorsqu'il s'agit de pertes sanguines de moyenne intensité, mais cette diminution ne dure que peu de temps et même peut laisser la place à une augmentation également passagère.

Dans l'état fébrile, les modifications surviennent parfois très promptement ; ainsi chez un malade de M. Peter, atteint de pneumonie, la respiration, qui était de 68 à la minute, tombait à 48 seulement après la saignée.

Il semblerait donc qu'après une saignée faite dans des conditions modérées, la respiration devient plus facile, qu'elle se ralentit et qu'on doit attribuer en grande partie à cette modification le sentiment de bien-être qu'éprouvent généralement les malades.

V. — *Influence sur la chaleur.*

Cette modification dans le rhythme respiratoire peut trouver aussi son origine dans le changement notable qui survient dans la température générale à la suite d'une émission sanguine. Il s'en faut cependant que nos connaissances relatives à ce changement concordent de tous points, et que, de ce côté, il y ait unanimité dans les résultats de l'observation et de l'expérience. Le fait est d'une complexité relative, et sa vérification d'une facilité assez grande, tant s'en faut néanmoins que tout le monde soit d'accord à cet égard.

(1) *Geschichte der Aderlässe. München* 1870.

Au dire de Weber, ce fut Marshall Hall qui constata le premier un abaissement de la température après une grande saignée. On retrouvera ses expériences au début de son magnifique ouvrage sur les pertes de sang.

Traube (1) a constamment observé cette diminution de la chaleur fébrile, mais il vit fort justement que le phénomène n'est que passager.

Cet abaissement momentané a été vu également par Maurice (2) qui, cinq fois sur sept cas, le constata chez des fébricitants. La rémission est surtout apparente le soir de l'emploi des émissions sanguines ; ainsi la température, au lieu de dépasser celle du matin, comme c'est la règle, lui est égale ou inférieure ; il y a donc rémission au lieu du paroxysme. Maurice observa en outre que l'on peut, à la rigueur, prolonger cette rémission, mais à la condition de revenir au même traitement antiphlogistique, car, dit-il, si on adopte un traitement moins actif, il y a élévation de la température, et cette élévation est d'autant plus marquée que l'abaissement momentané, produit par la médication, avait été plus subit et plus considérable.

Les deux observations que nous trouvons dans la thèse du docteur Billet (3) sont plus démonstratives encore :

Observation I. — Pneumonie au 3e jour, saignée de 400 grammes.

	Températ.	Pouls.	Respir.
Avant la saignée......	39°,5	120	36
Pendant...............	39°,	108	36
1/4 d'heure après......	38°2	108.	36.
Le soir...............	39°2		

(1) *Gesammlte Beiträge*, Bd II, p. 236.

(2) Maurice, *Des modifications morbides de la température animale dans les affections fébriles*. Th. Paris, 1855.

(3) Billet, th. Strasbourg, 1869.

Observation II. — Pneumonie au 4e jour, saignée de 300 grammes.

	Températ.	Pouls.	Respir.
Avant la saignée......	39°,	120	48
Pendant..............	38°,8	120	48
1/4 d'heure après......	38°,7	120	48
2 heures après........	39°,1	130	44

Dans ces deux cas, il y eut donc une diminution de la température, mais elle ne persista pas longtemps, il est vrai ; elle ne fut pas égale dans les deux cas, ni même proportionnelle à la quantité de sang perdu, mais enfin les résultats sont conformes aux données de Maurice et de Traube.

Enfin, les travaux plus récents de Gatzuck (1) aboutissent aux mêmes conclusions, c'est-à-dire à une diminution de la chaleur fébrile qui peut varier de 1° à 2°.

Mais, à côté de ces auteurs dont les conclusions sont assez conformes à l'idée que nous nous faisons actuellement de l'origine de la chaleur animale, il y en a d'autres qui sont moins affirmatifs.

Ainsi, les chiffres donnés par Bœrensprung (2) ne concordent guère avec les précédents ; sur des animaux *sains*, il a vu la température s'élever, au moment de la saignée, de quelques dixièmes de degré, mais, pendant les vingt-quatre heures qui suivent, la température est notablement abaissée ; cette décroissance survient même assez vite, et bientôt elle atteint son minimum six à huit heures après la perte de sang ; enfin, elle s'élève de nouveau, mais son augmentation est lente.

Souvent il arrive que dans les deux ou trois jours qui suivent, le thermomètre indique une élévation supérieure à

(1) *Centralblatt*, 1871, p. 53.

(2) *Müller's Archiv*. 1851, p. 126.

la normale : ce que l'auteur attribue au résultat de l'opération. Cette explication est plausible assurément et elle se trouverait corroborée par la chute qui survient dès le troisième jour, si bien que le thermomètre indique à nouveau un état thermique inférieur à celui que l'on observe d'ordinaire chez ces animaux.

On ignore la durée de cet abaissement terminal.

Sur l'homme, les résultats sont bien moins satisfaisants, Ainsi, les saignées ont été faites sur neuf sujets placés dans des conditions diverses ; or, trois fois, il n'y eut aucune modification de la température centrale (dans un cas, le sujet était en bonne santé), — quatre fois, on remarqua une légère diminution de 0° 5 à 0° 6 (un des cas se rapportait également à un homme sain), — enfin, deux fois seulement, il y eut augmentation de 0° 5 à 0° 7 (mais, dans les deux cas, il y eut syncope).

Thomas (1) regardait l'abaissement de la température comme insignifiant dans les émissions sanguines faites chez des pneumoniques, et il a vu comme Bergmann et Frésé que, sur des malades affectés ou non de fièvre, non seulement la température remonte rapidement après la saignée, mais qu'elle dépasse pendant quelque temps la chaleur antérieure à l'opération.

Lorain (2) croyait peu à l'efficacité de la saignée, et il regardait la satisfaction qu'on pouvait en retirer comme *passagère et illusoire*. Dans les cas les plus ordinaires, il a vu la température s'abaisser légèrement surtout vers les parties périphériques, et pour lui c'est un résultat nécessaire puis-

(1) L. Thomas, *Ueber die Temperatur Verhältnisse bei croupöser Pneumonie. Archiv der Heilkunde*, V. 30-36.

(2) *Journal de l'Anatomie et de la Physiologie*, 1870.

que *c'est le sang qui est le véhicule de la chaleur*. Mais, dans d'autres cas plus rares, il peut y avoir augmentation de la chaleur centrale et c'est alors un résultat de la syncope.

« La syncope, dit-il, fait quelquefois monter la chaleur centrale, attendu que le refroidissement périphérique (pâleur) annonce une concentration du sang dans les parties profondes, sorte d'état réactionnel d'ordre mécanique qui dépasse souvent la mesure, de sorte que, non seulement, il y a compensation de la perte du sang et de la chaleur par une dépense moindre, mais même il y a gain pour le centre. »

La conclusion générale qui se dégage de tous les faits que nous venons de relater, c'est que la saignée abaisse généralement la chaleur centrale, cet abaissement serait plus facile et plus constant sur les sujets sains (Lorain, Bauer), mais sur les fébricitants il est difficile de nier l'action d'une hémorrhagie accidentelle ou provoquée, pour peu qu'elle soit abondante.

Ce qu'il serait intéressant à déterminer, ce sont les conditions différentes qui rendent inégaux les résultats, mais pour arriver à pouvoir le faire, il faudrait que nous connussions exactement la cause prochaine du mouvement fébrile, en un mot, l'origine réelle de la fièvre; or ce sont là des conditions qui nous échappent encore.

Peut-être est-il possible que l'action de la saignée produise un effet d'autant plus marqué que le malade est dans la période de déclin, et approche de la guérison ou de la mort c'est-à-dire à un moment où l'action régulatrice des centres sur les combustions interstitielles, s'effectue avec moins d'efficacité.

Nous étudierons plus particulièrement ces particularités

lorsque nous nous occuperons de la fièvre envisagée, non point seulement comme une augmentation de la température, mais interprêtée dans son entier comme un syndrôme morbide.

VI. — *Influence sur le système nerveux.*

Ce qu'on sait de l'influence des émissions sanguines sur le système nerveux est compris tout entier dans les effets de l'anémie qui est le résultat constant d'une saignée abondante. Nous n'avons pas pour juger expérimentalement de l'état du système nerveux, des moyens aussi précis que pour juger de l'état de la circulation, aussi ne pouvons-nous étudier les effets de la soustraction du sang sur l'innervation qu'autant que la spoliation est poussée à un certain degré. Les expériences déjà anciennes de Kussmaul et Tenner (1) nous montrent que l'interruption subite et totale du cours du sang dans l'encéphale entier détermine des convulsions épileptiformes.

Des effets semblables sont obtenus, lorsque, au lieu de produire une anémie proprement dite, on limite la quantité d'oxygène respiré par l'animal, et qu'on détermine l'asphyxie. Cette concordance entre les effets de l'asphyxie et de l'anémie nous renseigne sur la cause véritable des troubles nerveux provoqués par une saignée abondante, ce qui revient à dire que l'influence de l'anémie sur le système nerveux doit être rapportée exclusivement au défaut d'oxygène, à l'exclusion de tous les autres principes contenus dans le sang.

(1) *Moleschott's Untersuchungen*, 1857.

Depuis les expériences de Kussmaul et Tenner, Brown-Séquard a étudié de nouveau les propriétés du sang rouge et du sang noir et il reconnaît à ce dernier, une influence excitatrice générale; P. Bert, Pflüger, ont montré que cette influence stimulante est due bien plutôt au défaut d'oxygène qu'à la richesse en acide carbonique. C'est ce qui ressort de ce que nous venons de dire plus haut des effets semblables de l'anémie et de l'asphyxie.

Luchsinger (1) a étudié d'une façon méthodique les effets du sang asphyxique et de l'anémie sur les centres nerveux. La conclusion qui ressort de son étude, ainsi que des travaux antérieurs de M. Vulpian, c'est la preuve bien établie d'un état particulier d'excitation déterminé dans tous les centres moteurs, par la soustraction du sang ou par ses propriétés asphyxiques.

On doit rapporter à cette excitation, les convulsions, les sudations ainsi que les modifications de pression vasculaire, de vitesse du sang que nous avons décrites au début de ce chapitre. C'est peut-être à la même cause qu'il faudra rapporter encore cette exaltation si curieuse de la dénutrition sur laquelle nous allons insister maintenant.

VII. — *Influence sur la nutrition.*

La nutrition normale des éléments anatomiques, les phénomènes d'assimilation et de désassimilation qui se passent dans l'intérieur des tissus doivent avoir pour condition indispensable, l'intégrité du liquide sanguin, aussi bien que

(1) *Pflüger's. Archiv* XVI, p. 510.

l'état normal de la circulations dans les différents départements vasculaires.

Nous avons étudié précédemment, les changements incontestables que fait subir la saignée, soit à la circulation générale, soit au liquide sanguin lui-même, si bien qu'on peut en conclure qu'après une déplétion abondante, la nutrition sera troublée, et que l'état général s'en ressentira d'une façon plus ou moins durable, suivant l'étendue de la soustraction du fluide nourricier.

Ce sont là des vues qui ont été admises, a priori, par tous les auteurs, et qui, à première vue, paraissent rationnelles mais quand on veut entrer dans le détail de ces modifications, on se trouve bien vite arrêté par l'insuffisance de nos connaissances actuelles sur la nutrition des éléments anatomiques.

Pour la plupart des médecins, la saignée exerce une influence modératrice sur l'intensité des échanges nutritifs, et c'est dans ce but qu'on la pratiquait autrefois, non seulement pour dissiper les exsudats inflammatoires, mais encore pour enrayer la genèse et l'accroissement des productions morbides diverses. Nous sommes enclins aujourd'hui à plus de modestie, nous n'avons plus la prétention de prévenir ou de faire disparaître des tumeurs, comme on s'en flattait au temps de Broussais.

Il s'en faut que la perte de sang détermine toujours ce ralentissement des échanges qu'on supposerait tout d'abord. O. Weber a émis l'hypothèse que son action pourrait bien être précisément inverse, Bauer (*loc. cit.*) et Lépine l'ont démontré expérimentalement

Bauer a étudié avec beaucoup de soin les modifications qui surviennent du coté de l'échange matériel, et plus particulièrement l'influence de la saignée sur les éléments protéiques et adipeux de l'organisme.

Ses expériences ne portent que sur des animaux sains, car pour ne pas compliquer les résultats de l'observation il a éliminé toutes les conditions pathologiques.

Du côté des éléments protéiques, il a vu constamment une exagération de la dénutrition, il a constaté que pendant les vingt-quatre heures qui suivent la perte de sang, il y avait augmentation de la quantité d'urine excrétée, de son poids spécifique et du taux de l'urée, il a constaté encore que cette augmentation persistait plusieurs jours encore après la saignée.

Plus récemment, M. Lépine (1) a trouvé que chez des chiens à l'inanition, l'excrétion de l'acide phosphorique est, après une saignée relativement plus augmentée que celle de l'urée. Il en serait de même de l'azote de l'urine, et par conséquent, des matières extractives.

Il est assez difficile d'expliquer cette exagération de la dénutrition. Pour Bauer, ce phénomène tiendrait à la brusque désharmonie qui survient à la suite de l'évacuation sanguine. Il n'y aurait plus équilibre entre les organes et les conditions habituelles du liquide sanguin qui déterminent leur fonctionnement. L'impulsion nutritive des tissus continuerait à se faire, comme si la qualité du fluide nourricier était la même, les tissus tarderaient à mettre en équilibre leurs recettes avec leurs dépenses.

Il est plus simple de penser avec Cl. Bernard (2) que la saignée a pour effet constant de provoquer et d'accélérer dans le corps les rénovations organiques. L'illustre physio-

(1) *Soc. Biol.*, 1880.
(2) *Leçons sur le Diabète.*

logiste avait constamment trouvé dans le sang une augmentation de glycose, dans des circonstances analogues, et il l'expliquait ainsi : « Dès qu'un animal a subi un affaiblissement, qu'il a éprouvé une perte sanguine, le phénomène de régénération devient plus actif et aussitôt le sucre apparaît en plus grande quantité et proportionnellement au déficit qu'il faut combler. »

A côté de cette dénutrition exagérée il y a augmentation des matières grasses, non seulement dans le sang, comme Tolmatcheff l'a constaté directement, mais encore dans les tissus eux-mêmes dont les éléments organiques peuvent subir la transformation graisseuse.

La nutrition se trouve donc doublement altérée par la saignée : et par l'infériorité dont est frappée l'assimilation et par l'activité plus grande de la dénutrition.

Mais de pareilles modifications ne peuvent durer un certain temps, sans que la constitution même des éléments anatomiques se trouve notablement atteinte, et si l'on continue les émissions sanguines, il arrivera un moment où les phénomènes de réparation ne seront plus possibles. Les expériences de Gabetin (1) le démontrent bien. Cet auteur a étudié l'influence que pouvait avoir la saignée sur les fractures. Ses expériences ont été faites sur des chiens et des poules et lui ont prouvé que l'état hydrémique du sang ralentissait notablement le travail de consolidation.

Perl (2) a démontré expérimentalement que la dégénérescence graisseuse du cœur peut être provoquée chez des chiens par des saignées *abondantes*, c'est-à-dire dans les-

(1) *Centralblatt für Chirurgie*, 1874, nº 12.

(2) *Ueber den Einfluss der Anæmie auf die Ernæhrung des Herzmuskels. Virchow's Archiv* 1873, p. 39-51.

quelles la quantité de sang soustraite à l'économie s'élève à 3 ou 3 1/2 0/0 du poids du corps, saignées qui étaient répétées tous les 5 — 7 jours.

Le nombre de celles-ci pour chaque animal a varié de 5 à 11. Les animaux restèrent de 4 à 11 semaines en obser-observation. Un fut sacrifié après 10 saignées; les 6 autres succombèrent dans le marasme.

Avec Bauer, nous devons donc conclure de tous ces faits que la saignée ne produit pas seulement une simple perte du liquide nourricier, mais encore une altération réelle des organes, et que faite trop largement, elle exerce une influence fâcheuse sur leur nutrition et leur vitalité.

Si nous tentons de résumer les notions que nous avons recueillies sur l'action des émissions sanguines, nous voyons que les effets primordiaux sont des modifications de la circulation, modifications locales tout d'abord et qui bientôt se généralisent à l'arbre circulatoire tout entier. — Puis surviennent à la suite, l'appauvrissement du sang, la diminution de l'hémoglobine, c'est-à-dire une anémie qui ne tarde pas à agir plus ou moins énergiquement sur les centres nerveux. Cette action excitante produite sur l'axe cérébro-spinal détermine peut-être certains phénomènes qui sont encore aujourd'hui assez mal connus dans leur mécanisme, tels que l'augmentation de la sueur, l'exagération de la dénutrition. Quoiqu'il en soit, le résultat définitif sera toujours une atteinte profonde de l'organisme, surtout si l'organisme est déjà appauvri et que les émissions sanguines soient répétées fréquemment; et ce résultat sera autrement durable que les effets primitifs qui toujours sont passagers et transitoires; on prévoit donc que l'emploi des émissions sanguines ne sera légitime que dans certaines circonstances graves et pressantes, et qu'elles devront avant tout combattre un danger immédiat.

Nous concluerons donc, avec Hirtz que la saignée est un *altérant aigu* et avec M. Lépine, que c'est une arme à deux tranchants qui blesse mortellement si elle n'est pas bien maniée.

CHAPITRE III

Des saignées locales. — Modes d'action

Le mot *saignées locales* a été de tout temps employé par opposition aux *saignées générales*.

Les auteurs de l'article *Saignée*, dans le Dictionnaire en 30 volumes, non seulement ont conservé cette dénomination, mais ils ont dit : « Cette distinction importante et dès longtemps adoptée doit être maintenue; on comprendra d'ailleurs, par l'expression même, que les saignées générales sont celles qui, agissant directement sur les branches du système artériel ou veineux, modifient d'une manière plus rapide la constitution tout entière; les saignées locales n'agissent d'une manière immédiate que sur la circulation capillaire, et produisent ainsi des effets locaux avant de réagir sur la circulation générale et sur toute l'économie. »

Ces deux méthodes d'émissions sanguines sont donc parfaitement distinctes l'une de l'autre, sous le rapport de leurs effets immédiats, et on doit bien se garder de recourir indifféremment à l'un ou à l'autre, et de prétendre suppléer avantageusement à la phlébotomie par des applications de sangsues, quelque nombreuses qu'elles puissent être.

Les émissions locales se produisent de différentes manières et depuis que Thémison, élève d'Asclépiade, introduisit les sangsues dans la thérapeutique, on s'est ingénié à les remplacer par des appareils plus ou moins compliqués que nous nous garderons bien de décrire. — Il suffira de dire que les moyens usuels consistent en applications de *ventouses scarifiées*, de *sangsues* plus ou moins nombreuses, et plus rarement de *scarifications*.

Les effets locaux, consistent en une légère douleur par irritation des extrémités nerveuses sectionnées, une dilatation du réseau capillaire et des veinules ouvertes par suite de l'afflux exagéré du sang dans la région; le résultat est une fluxion locale, avec hémorrhagie.

Les saignées locales avaient une grande importance dans l'antiquité, et dans toute la période qui précéda la découverte de la circulation. On ignorait alors la communauté physiologique qui existe entre toutes les parties de l'arbre circulatoire, on pensait se borner à faire de la dérivation ou de la révulsion et non point modifier dans son entier les conditions de vascularité générale, et d'irrigation de tous les systèmes.

1° *Action générale.*

Les émissions sanguines locales ne pourront retentir sur l'état général qu'à la condition de produire une déplétion abondante, le fait se rencontre rarement, mais on trouve cependant quelques observations dans lesquelles on remarqua un abaissement de la température centrale, après l'application de ventouses scarifiées.

Le docteur Billet (1) observa une abaissement de 1°, à la

(1) Thèse de Strasbourg, 1869.

suite d'application de dix ventouses scarifiées, chez une jeune fille atteinte de pneumonie.

M. Lépine (art. *Pneumonie*) a vu dans un cas analogue que des applications de ventouses répétées à plusieurs reprises soit le matin, soit le soir, ont amené chaque fois une diminution de la température centrale d'un degré environ.

Cet effet général est peu connu encore, il doit se produire assez rarement et tient probablement à l'abondante déperdition sanguine qui peut suivre une saignée locale : c'est un effet dont il faudra tenir compte dans la marche de la maladie.

2° *Action locale.*

C'est de beaucoup la plus importante, et la seule que l'on cherche dans la pratique. Cette action est double, il y a les effets de la déplétion que produit l'hémorrhagie, et les effets de la révulsion que produit la douleur.

La déplétion locale s'explique d'elle-même, il s'écoule une certaine quantité de sang par les vaisseaux ouverts, et en vertu de l'indépendance des circulations locales, l'effet restera localisé plus particulièrement sur le point attaqué, et dans son voisinage.

La perte éprouvée sur ce point se répartit jusqu'à une certaine distance, par le fait de l'équilibration de la tension vasculaire et les troncs voisins pourront en bénéficier. On doit admettre avec M. Bertin (1) que l'application de sangsues à la surface du corps ne se borne pas à dégorger le point mathématique où ces animaux s'attachent mais

(1) Art. SANGSUES du *Dict. Encyclopédique.*

étend tout autour l'ischémie en largeur comme en profondeur, et peut réussir à combattre des hyperhémies dans l'épaisseur des membres et jusque dans la profondeur du tronc.

Johnson (1) invoque également un mécanisme analogue, et attribue à la connexion des artères superficielles et des artères viscérales les bons résultats de la saignée locale dans les cas de phlegmasie profonde, comme dans la péricardite.

Si l'on se basait cependant sur les recherches anatomiques de Struthers et de Binz, il semblerait qu'il y a illusion complète à vouloir décongestionner un organe situé profondément par une action superficielle au niveau de la peau; ainsi J. Struthers (2) ayant étudiée la disposition anatomique des vaisseaux du cerveau, des poumons, du cœur, de l'intestin grêle, en était venu à conclure qu'on devrait considérer toute saignée locale faite au niveau du crâne, du thorax et de l'abdomen comme n'intervenant sur les viscères de ces cavités qu'à titre de saignée générale. Il convenait cependant, d'après l'expérience quotidienne, que dans bien des cas les sangsues agissent plus favorablement que la phlébotomie. Binz (3) a fait des recherches très minutieuse sur la distribution des vaisseaux dans les organes profonds, et sur leurs rapports avec les ramifications cutanées. — Pour lui, c'est l'anatomie du système circulatoire qui doit servir exclusivement de base à la désignation du lieu d'élection, pour l'emploi des saignées locales dans les congestions et inflammations des divers organes. Nous prendrons pour exemple ce qu'il dit des inflammations du péricarde.

(1) *British med. Journal*, 1868.
(2) *Monthley Journal*, 1853, p. 315.
(3) *Verhandl. d. Naturalist.*, Verein, 1863.

« Les veines de la portion supérieure du péricarde qui se trouve la plus voisine de la paroi thoracique se versent, les supérieures dans la veine phréno-péricardique, et les inférieures dans les vaisseaux afférents du diaphragme ; ce feuillet interne de la séreuse péricardique, quant à sa circulation, dépend à peu près entièrement du muscle cardiaque et ne possède que des relations insignifiantes avec le feuillet externe. Enfin le cœur lui-même, *cela coule de source*, verra sa vascularité plus influencée par une saignée générale que par une application aussi rapprochée qu'elle soit de ventouses scarifiées ou de sangsues. » Et l'auteur conclut : « Ainsi les saignées locales dans l'endo et même la péricardite ne sauraient donc exercer qu'une action tout à fait insignifiante. »

Ce qui coule de source, à notre avis, c'est le soulagement immédiat qu'éprouvent les malades atteints de péricardite, ce sont les modifications si rapides dans l'état local qu'il est facile de vérifier, après l'application de ventouses scarifiées sur la région précordiale. Il est bien rare que dans l'inflammation d'une séreuse, ou d'un organe profond le feuillet viscéral participe seul au processus, constamment il y a tendance à l'agglutination des deux feuillets et à leur réunion par des vaisseaux jeunes qui peuvent se développer avec une rapidité parfois incroyable. Nous pensons, malgré l'avis opposé de Binz, qu'il est toujours possible d'atteindre la vascularisation du feuillet pariétal en agissant sur la peau, ne serait-ce que grâce à la continuité du réseau capillaire. On s'est basé sur ces rapports vasculaires pour faire les émissions locales de préférence dans des points où l'on supposait pouvait atteindre la circulation propre de l'organe malade ; il est facile d'en donner des exemples dans l'emploi classique des sangsues au pourtour de l'anus dans les maladies du foie, à la racine des bourses en cas d'épididymite, etc.

Au surplus, les phénomènes hydrauliques ne sont pas seuls a être invoqués, et l'action révulsive des saignées locales est un fait incontestable. La révulsion se fait ici et par la douleur que détermine l'opération et par la congestion qui est consécutive. Ce changement réel et facile à comprendre, survenu dans la sensibilité cutanée imprime une modification correspondante à l'activité mobide des parties profondes et c'est ici le cas, d'invoquer le célèbre axiome: *Duobus laboribus*, etc.

Quoiqu'il en soit de toutes ces explications, il y a un fait clinique incontestable, c'est que les ventouses et les sangsues réussissent particulièrement contre l'élément douloureux, et l'apaisement sera d'autant plus rapide que l'intervention aura été plus énergique et la déplétion plus complète.

Dans les phlegmasies aiguës, la révulsion est surtout efficace au début ou au déclin de la maladie, mais elle a peu d'influence dans la période d'état.

CHAPITRE IV

THÉRAPEUTIQUE GÉNÉRALE.

Les résultats expérimentaux et cliniques que nous venons d'exposer, nous montrent que les effets consécutifs aux émissions sanguines sont nombreux et variés. Il est certain qu'après une perte de sang provoquée, il y a déplétion du système circulatoire, modification dans le cours et la vitesse du sang, changements importants dans la constitution de ce liquide, abaissement de la température, trouble dans la nutrition générale des éléments anatomiques, tous phénomènes qui sont dominés peut-être par l'état de l'innervation.

Les émissions locales, pour avoir une influence moins étendue, n'en sont pas moins d'une activité fort appréciable, et si leur action décongestive n'est le plus souvent que locale et active au point seul de leur application, par la révulsion puissante qu'elles déterminent, elles sont d'un grand secours dans la pratique.

Il s'agit maintenant de faire l'application de ces données, au traitement des maladies aiguës. Avant d'entrer dans le détail de ces affections, envisagées comme pièces différencées du cadre nosologique, nous pensons devoir faire au préalable, une étude analytique de l'action de la saignée sur les phénomènes essentiels des maladies aiguës, nous prendrons leurs actes principaux et élémentaires, et avec les notions acquises, nous tenterons de déterminer comment un processus morbide, isolé, peut être modifié par cet agent thérapeutique.

Une maladie n'est point une unité toujours semblable à elle-même, les modifications qu'elle imprime à l'organisme sont le résultat d'une foule de phénomènes spéciaux, de processus, qui peuvent être étudiés séparément, et c'est par cette analyse que nous allons commencer.

Il est presque superflu de faire remarquer toutes les lacunes qui existent de part et d'autre dans l'étude que nous allons entreprendre, et du côté des phénomènes morbides élémentaires, et du côté des émissions sanguines. L'action de ces dernières surtout est encore pleine d'obscurité, l'essai de physiologie que nous avons tenté nous montre que souvent les résultats sont inégaux et parfois discordants : ce qui tient à l'extrême complexité de l'action physiologique de la saignée, et aussi aux conditions différentes dans lesquelles se sont trouvé les observateurs ; aussi conclurons-nous au préalable que s'il y a une médication que l'on ne doive pas soumettre à des formules arrêtées d'avance, et où l'on soit obligé de tenir compte des conditions variables et mobiles de la maladie et du malade, c'est bien celle qui consiste à retrancher subitement une partie de cette *chair coulante* dont parle Bordeu ; aujourd'hui, pas mieux qu'au temps de Galien, il n'est possible de fixer d'une manière absolue la mesure des évacuations sanguines. Nous croyons néanmoins qu'on doit diminuer de plus en plus la place laissée à l'empirisme, et que sans être taxé de théoricien à outrance, on peut formuler rationnellement certaines indications thérapeutiques de la saignée.

1° *Action sur les congestions.*

Le premier phénomène qui se manifeste au moment de l'ouverture de la veine, c'est une modification subite de la pression intra-vasculaire, le sang afflue de tous côtés vers le point ouvert où la tension est au minimum, et de proche en proche, la déplétion ne tarde pas à se faire sentir dans toute l'étendue de l'arbre circulatoire.

C'est là un résultat facilement appréciable et même les adversaires les plus ardents de la saignée ne peuvent nier la sensation de soulagement qui suit immédiatement l'ouverture de la veine. L'action déplétive de la saignée est donc incontestable, et je crois incontestée. Il s'en suivra qu'on devra y recourir toutes les fois qu'un organe important, un organe *noble*, comme disent les Allemands, est sous le coup d'une congestion intense, d'une hyperhémie soit indépendante, soit consécutive à l'existence d'un foyer inflammatoire. Nous placerons ici en première ligne le cerveau et le poumon. Sans vouloir empiéter sur les détails qui seront donnés ultérieurement et qui auront trait aux indications spéciales qui ressortent aux affections particulières de ces organes, nous croyons devoir signaler au préalable, certains phénomènes importants qui nécessiteront l'ouverture de la veine.

A l'époque où l'on était peu ménager de sang humain, les occasions ne manquaient pas de recourir à cette opération. Lorsque le mouvement fébrile était un peu accentué, que le pouls était large, plein, fort, fréquent, que le sang se couvrait de la couenne dite inflammatoire, on saignait largement et à différentes reprises.

Aujourd'hui, le pouls donne bien rarement à lui seul des indications nettes et précises : et celles-ci, comme le fait remarquer Johnson (1) sont plutôt fournies par l'état de la circulation veineuse. tels sont les cas où il y a une dyspnée intense, avec turgescence des jugulaires, cyanose des lèvres et des extrémités, somnolence, étourdissement, etc. ; dans ces conditions, le pouls est le plus souvent petit au lieu d'être plein, large, et les émissions sanguines auront pour avantage de soulager le cœur droit, de diminuer la pression qui s'exerce sur ses parois, de régulariser par là même le fonctionnement du ventricule gauche, et par suite la circulation artérielle toute entière. Les expériences de J. Reid (cité par Johnson) démontrent qu'il en est ainsi ; cet expérimentateur a tué des chiens par des procédés qui avaient pour conséquence la dyspnée et la stase sanguine dans la circulation pulmonaire. Toujours l'ouverture de la veine jugulaire a amené une diminution notable de la gêne respiratoire. Sans doute, c'est par un mécanisme analogue que les médecins de l'armée de l'Inde affirment avoir obtenu les meilleurs résultats dans la période asphyxiques du choléra (2) ; c'était probablement l'opinion de Gendrin qui, dans des circonstances semblables, suivait une pratique analogue.

Cette distinction faite par Johnson indique bien que nous pourrons plus facilement parer aux symptômes des congestions passives, celles qui reconnaissent pour cause une augmentation des résistances rencontrées par le sang, tandis que nous aurons beaucoup moins de prises sur les hyperhémies

(1) *British Med. Journ.*, 1868, p. 487.

(2) R. Martin, *The Influence of tropical climates on european constitution.* — Bell, *Treatise on cholera Asphyxia.* — Rogers, *Reports on Asiatic cholera.*

qui sont liées à une irritation locale. Ici l'afflux sanguin n'est plus dû à un accroissement, mais à une diminution de résistance que le sang rencontre dans la partie fluxionnée et l'action de la déplétion sanguine ne peut être qu'indirecte.

Le premier cas se rencontre assez fréquemment dans le cours des maladies du cœur, surtout des affections de la valvule mitrale.

L'engouement du poumon, s'il est étendu, peut provoquer une dyspnée menaçante contre laquelle la spoliation sanguine est souvent la seule ressource.

Dans cette forme d'hyperhémie passive, il n'est pas nécessaire de retirer de la veine une grande quantité de sang. L'expérience classique de Cohnheim, celle qui lui a permis de découvrir la diapédèse des globules blancs, et qu'il est facile de répéter, montre clairement que le courant du sang gêné, et même arrêté par un obstacle, peut se rétablir aussitôt qu'il y a la plus légère détente du côté du point comprimé. Si l'on enserre dans une ligature la veine fémorale d'une grenouille, on ne tarde pas à voir la circulation capillaire de la membrane digitale correspondante se ralentir, puis se suspendre tout à fait, mais aussitôt qu'on détend la ligature placée à la racine du membre, bien avant que le calibre du vaisseau ait repris ses dimensions normales, on voit les globules rouges des capillaires reprendre leur course accoutumée. Il suffit de la plus légère décompression pour que le phénomène se manifeste.

Nous ajouterons que dans les effets décongestifs de la saignée, il ne faut pas envisager seulement les phénomènes hydrauliques qui lui succèdent, on doit aussi faire entrer en ligne de compte les modifications subies par le liquide sanguin dans sa composition intime; l'augmentation de la partie aqueuse, l'état hydrémique du sang donnent à ce liquide une plus grande fluidité, il devient ainsi plus coulant, moins visqueux et, suivant Magendie, cette diminution de viscosité placerait ce liquide dans des conditions plus favorables pour qu'il puisse circuler.

Lorsque l'hyperhémie veineuse vient compliquer l'adynamie et la faiblesse, comme c'est le cas pour la plupart des maladies marastiques, et spécialement pour certaines formes de fièvre typhoïde à durée prolongée, on ne peut songer à faire subir aux malades des pertes de sang par trop abondantes, c'est alors que les émissions locales, pratiquées au moyen de ventouses scarifiées peuvent être d'un grand secours. Leur efficacité est incontestable : aux avantages de la déplétion, elles unissent les effets d'une révulsion plus ou moins énergique qui vient rendre aux parois vasculaires dont la contractilité est épuisée, la tonicité qu'elles avaient perdue depuis longtemps; mais pour que leur influence soit salutaire, il est nécessaire que la stase ne soit pas trop ancienne, et que les vaisseaux ne soient pas encore atteints de lésions qui les empêchent de revenir sur eux-mêmes.

Les congestions que nous venons d'étudier sont indépendantes des troubles de l'appareil vaso-moteur, elles ne relèvent que de cause purement mécaniques, et l'on peut agir assez directement sur elles, mais il n'en est point de même des congestions actives qui paraissent déterminées par une influence du système nerveux sur les vaisseaux; le phénomène devient plus complexe, et l'action de la déplétion sanguine, qui ne peut être qu'indirecte, devient plus difficile à expliquer. Si nous prenons pour type la congestion qui existe constamment autour d'un foyer d'inflammation, il est permis de penser avec M. Vulpian (1), que l'irritation phlogogène est transmise par les nerfs centripètes placés à sa portée aux centres vaso-moteurs de la région, l'activité tonique de ceux-ci et par suite celle des vaso-contricteurs avec lesquels ils sont en rapport, se trouve suspendue, il en résulte une dilatation des vaisseaux correspondants. La réplétion sanguine locale n'est plus due à un accroissement de résistance que le sang rencontre dans cette partie, comme le fait s'observe dans les congestions passives, cette réplétion est due au contraire à une diminution de cette résistance : l'afflux sanguin sera plus rapide, en même temps qu'il est plus considérable. On ne peut agir sur un pareil mécanisme que par des moyens détournés, la cause primitive qui se trouve dans le foyer inflammatoire est le plus souvent en dehors de nos moyen d'action, surtout si elle siège dans un organe interne. Dans ces conditions, les émissions sanguines générales auront pour seuls effets de diminuer la pression artérielle, et de réduire la masse du sang. Si nous connaissions mieux leur action sur l'innervation centrale, il serait probablement permis de mieux interpréter leur influence sur les congestions actives ; peut-être faut-il faire intervenir ici cette excitation des centres qui succède constamment aux déperditions de sang, et peut-être la saignée excite-t-elle cette activité tonique des centres vaso-moteurs suspendue par l'irritation locale.

2° *Action sur les phlegmasies*

Deux opinions principales se trouvent en présence pour expliquer les lésions primordiales de l'inflammation — l'une,

(1) *Leçons sur l'appareil vaso-moteur*, t. II, p. 471.

qui est la plus ancienne et qui compte encore parmi ses représentants autorisés, MM. Robin, Marey, Lebert, etc., localise dans les capillaires les premiers troubles qui surviennent dans la partie enflammée. Les altérations de la nutrition, que l'on observe dans le même point, leur sont subordonnées ; les prolifications cellulaires sont consécutives.

L'autre théorie, plus universellement acceptée, est celle de Virchow, la théorie *cellulaire* que l'on a étendue à toutes les cellules vivantes ; la notion de Virchow n'était pas assez compréhensive, elle localisait le processus inflammatoire dans les seuls éléments figurés du tissu conjonctif. Malgré les nombreuses attaques qui lui sont venues de toutes parts, malgré la découverte qu'a faite Conheim de la diapédèse des globules blancs, l'idée fondamentale est aujourd'hui régnante. D'après cette théorie, le phénomène initial de toute inflammation c'est l'irritation formatrice de la cellule. On ne conteste point les troubles circulatoires, mais ils peuvent manquer, comme le fait se remarque dans les tissus dépourvus de vaisseaux, et ils sont toujours consécutifs aux modifications histologiques et fonctionnelles des éléments anatomiques.

Avec une pareille interprétation du processus inflammatoire, on comprend l'opinion courante aujourd'hui, en Allemagne et ailleurs, que la déplétion sanguine soit incapable de combattre avec avantage la stase inflammatoire dans le sang des capillaires et d'enrayer l'inflammation d'une façon durable. On est loin du précepte de Guersant (1) qui disait : « Nier l'influence des émissions sanguines dans ces

(1) *Dict. de médecine*, en 30 vol., art. SAIGNÉE, 1844.

sortes de maladies (phlegmasies), ce serait presque nier l'évidence. »

D'après O. Weber (1), la saignée est incapable, par elle-elle-même, d'arrêter le processus inflammatoire, puisque l'hyperhémie n'est que la conséquence de l'activité exagérée qui se produit au sein des éléments cellulaires.

Pour Bennett (2), l'inflammation, une fois établie, n'est plus susceptible d'être coupée et le but d'un traitement rationnel est de la diriger vers une terminaison favorable. Si nous suivons la marche naturelle d'une inflammation dans un tissu quelconque, nous la voyons se terminer de deux manières différentes, tantôt par un processus réparateur, c'est l'évolution la plus favorable, tantôt par la mortification de l'exsudat, laquelle, si elle est rapide, produit la mortification et la gangrène ou, si elle arrive lentement, donne lieu à une sorte de dissociation amenant l'ulcération. On doit donc, dans l'application des remèdes, favoriser le premier de ces processus, et ce ne sera pas au moyen de la saignée que l'on y parviendra puisque tout ce qui diminue l'énergie vitale et affaiblit l'économie, s'oppose nécessairement au développement nutritif, aux processus réparateurs, et détermine la mortification plus ou moins rapide de l'exsudat. — En déprimant l'état général du malade, en lui ôtant une partie de ses moyens de résistance, on va à l'encontre du but que l'on se propose, c'est-à-dire de la disparition rapide de l'inflammation.

Nous ne serons pas aussi radical en pareille matière, nous pensons que les troubles circulatoires ont une importance

(1) *Loc. cit.*
(2) *Leçons cliniques*, trad. de Lebrun, t. I.

sinon prépondérante, du moins suffisamment marquée, pour qu'on tente de les amoindrir. — En dehors du traitement local sur lequel nous reviendrons, il y a tout lieu de croire qu'une émission sanguine générale modérera, au moins indirectement, l'organisme inflammatoire qui existe au niveau des parties malades. — La diminution de pression qu'elle détermine dans l'arbre circulatoire tout entier, les modifications si nettes qui surviennent dans la constitution du sang, la diminution des éléments vecteurs de l'oxygène, l'appauvrissement du plasma en matériaux plastiques, combattront le travail morbide, bien qu'ils ne puissent atteindre la lésion primordiale.

Cette opinion est acceptée même par certains adversaires de la saignée, par Bennett par exemple, qui admet qu'elle n'est pas sans utilité dans la pneumonie, tant que l'exsudat n'est pas formé. — Mais, ainsi que le remarque fort justement M. Lépine (1), l'exsudat ne se fait pas tout d'un coup; une vaste hépatisation ne s'opère pas tout d'un bloc, mais par poussées; donc l'opération faite le troisième et même le quatrième jour, n'arriverait pas trop tardivement pour exercer une influence sur le processus d'exsudation.

Skoda (2), que l'on n'accusera pas d'avoir abusé de la lancette, convient que la saignée peut avoir quelque utilité, dans les cas, par exemple, où elle devra, en diminuant la masse du sang, prévenir certaines affections imminentes, dont l'apparition peut être conjurée par cette diminution de la quantité du fluide sanguin.

Ainsi, les émissions sanguines pourront atténuer la congestion qui apparaît, le plus souvent, dans les premières

(1) Art. Pneumonie lobaire, in *Dict. de méd. et de chir. prat.*
(2) *Clinique européenne*, p. 3, 1859.

phases de l'inflammation, diminuer l'hyperhémie de voisinage, la fluxion collatérale qui se développent constamment autour des foyers d'exsudation inflammatoires. — Nous nous sommes expliqués précédemment sur ce dernier point. Cette congestion du début qui, pour beaucoup, n'est point le phénomène pathogénique essentiel de l'inflammation, a cependant une influence marquée sur le développement des phénomènes qui la caractérisent.

Les physiologistes (Cl. Bernard, Brown-Séquard), ont démontré, depuis longtemps, la facilité avec laquelle l'inflammation se développe dans les parties privées de l'innervation vaso-motrice. La paralysie vasculaire qui résulte de la section du sympathique cervical a pour conséquence de laisser passer, à travers les vaisseaux de la région une plus grande quantité de sang, et de déterminer, par suite de cet afflux exagéré, une activité plus grande de la nutrition et des sécrétions.

Il y a donc tout avantage à modérer cet afflux sanguin, d'autant mieux que l'organe malade remplira des fonctions plus importantes dans l'ensemble de l'économie. Par suite de la diminution de l'état congestif, cet organe deviendra moins volumineux, moins dur, sa fonction s'exercera avec moins de gêne, il y aura diminution de l'anxiété, et sensation de mieux être appréciéé par le malade. — Mais, en raison de la persistance de la cause première, en raison aussi de la facilité si grande du sang à reconstituer sa masse primitive, l'amendement ne sera que passager, et on comprend que certains médecins, à la suite du professeur Bouillaud, aient recommandé d'employer, coup sur coup, les émissions sanguines, c'est-à-dire les rapprocher de telle sorte que l'état initial du sang n'ait pas le temps de se rétablir. Malheureusement, comme on l'a dit, cette méthode ne vient à bout de la maladie qu'en épuisant le malade et même, dans le cas où elles sont modérées, les émissions sanguines ne doivent pas être faites d'une façon systématique et inconsidérée. Ce qui doit guider le praticien dans leur emploi, c'est l'état général du sujet, puis l'intensité de l'inflammation et aussi la nature de l'organe envahi. Les phlegmasies des parenchymes, surtout des organes très vasculaires et dont les fonctions sont importantes, nécessiteront souvent l'ouverture immédiate de la veine, d'autant mieux que la réaction générale sera vive, la fièvre intense et le sujet jeune et vigoureux. — Les personnes nerveuses et lymphatiques, les vieillards et les enfants surtout, supportent généralement assez mal les hémorrhagies de quelque nature qu'elles soient. On ne devra donc les provoquer qu'avec une réserve extrême, et en cas de nécessité absolue.

Un médecin consciencieux devra toujours songer à l'atteinte profonde que subit un organisme en travail de phlegmasie étendue. La terminaison par suppuration ou gangrène, peut être l'aboutissant d'une trop grande déperdition de sang, ce que Broussais (1) reconnaissait lui-même, quand il disait : « La force est nécessaire à la résolution « d'une inflammation, c'est ce qu'on ne saurait mettre en « doute. »

Aussi devra-t-on régler exactement l'émission sanguine sur les forces du sujet, sur la nature de l'inflammation, pour que l'organisme puisse mener à bien l'évolution du processus morbide.

C'est également sur l'état des forces que l'on doit se baser

(1) *Histoire des phlegmasies chroniques.*

pour répéter les émissions sanguines, ainsi que sur l'amélioration qu'aura éprouvé le malade après une première opération. Nous nous sommes suffisamment expliqué sur l'origine de la couenne dite inflammatoire pour que sa plus ou moins grande épaisseur n'ait aucune importance comme indication thérapeutique.

L'examen du caillot sanguin paraît donner, avec plus de justesse, l'indication d'une nouvelle saignée ; il semblerait qu'on puisse faire subir une nouvelle perte de sang, sans aucun danger, lorsque ce caillot est très volumineux et le sérum peu abondant, mais on doit s'arrêter, au contraire, quand le caillot est petit et le sérum abondant.

3° *Action sur la fièvre.*

L'action antipyrétique de la saignée ou son action antiphlogistique, comme on le dit parfois, est beaucoup moins démontrée. Pour les anciens pyrétologistes, le fait ne souffrait aucun doute et les caractères du pouls large, plein, la fièvre véhémente, indiquaient nettement l'intervention de la lancette ; il faut ajouter que pour les anciens, la chaleur fébrile que nous regardons aujourd'hui comme le symptôme dominant et caractéristique de toute pyrexie, était sinon oublié, du moins délaissé ; il est facile de s'en assurer quand on étudie soit les recherches, soit les théories qu'on tenta d'établir sur les causes et le mécanisme de la fièvre. Celle-ci se trouvait toute entière dans les modifications du pouls, et Boerhaave consacra cette doctrine par l'aphorisme demeuré longtemps classique : « *Signum pathognomicum omnis febris est pulsus aucta velocitas.* »

Plus récemment, et sous l'influence des premières recherches anatomo-pathologiques, on parut se préoccuper surtout de la *lésion* originelle de la fièvre qui était pour les uns, une *hémite*, pour les autres une inflammation des vaisseaux ou une *angiocardite*. — Il semblait alors qu'il fût facile d'atteindre le principe même du mal, et l'on comprend les tentatives faites pour juguler certaines pyrexies, comme la fièvre typhoïde, par des saignées faites coup sur coup. Cette méthode n'a plus qu'une valeur historique, mais el e indique bien que c'était l'élément même de la fièvre que l'on voulait atteindre.

Nous sommes aujourd'hui d'un septicisme absolu sur la facilité qu'on peut avoir d'arrêter le cours d'une fièvre. Le thermomètre nous a appris, d'un côté, la marche cyclique de la plupart de ces affections et, d'autre part, les travaux de chimie biologique, en nous montrant le travail extrême de dénutrition qui résulte de l'état fébrile, nous ont rendus prudents.

La fièvre, à elle seule, use les substances albuminoïdes dont les déchets apparaissent dans les urines, elle brûle les substances hydrocarbonées, elle détruit les globules sanguins dont le pigment est excrété par les urines; et pour peu qu'elle soit durable, elle provoque non seulement des lésions organiques graves, mais encore une dépression rapide et profonde du système nerveux. Dans ces conditions, la saignée ne peut que venir en aide à ce procès destructeur et consommer l'œuvre de désorganisation. Il est vrai qu'on peut bénéficier de l'abaissement de la température, mais cet abaissement n'est pas constant, et c'est toujours un phénomène passager, qui peut être suivi d'une élévation supérieure à celle qui existait avant l'émission sanguine.

La démonstration de ce fait se trouve dans les hémorrhagies accidentelles qui surviennent dans le cours de la fièvre typhoïde ; jamais la durée de la maladie n'est abrégée par la perte de sang. Parfois on remarque une amélioration de l'état général, l'aspect du malade prend quelque chose de frais, la stupeur disparaît, le délire et la céphalalgie diminuent; mais c'est là une modification transitoire qui a pu faire croire à d'excellents observateurs que ces pertes de sang étaient plutôt favorables. Les symptômes qui s'étaient momentanément atténués, réapparaissent avec plus d'intensité qu'auparavant, et d'après Griesinger le tiers des malades succombe.

Une autre considération qui doit faire rejeter la saignée comme médication anti-fébrile c'est l'épuisement dans lequel elle jette les malheureux fébricitants, c'est la lenteur interminable de la convalescence.

Nos connaissances actuelles sur l'origine de la fièvre, sur le pouvoir que possède le système nerveux de régler les combustions interstitielles, nous enlèvent l'espoir d'atteindre jamais le principe même de la fièvre. Notre puissance peut aller jusqu'à modifier certains symptômes par trop accentués, mais jamais nous ne pourrons répondre à l'indication morbide par de tels moyens, sauf dans les accès dépendant de l'impaludisme.

Il semblerait cependant qu'au début et à la fin des pyrexies, la saignée puisse avoir quelque influence sur la marche des symptômes qu'elle atténue et même qu'elle semblerait régulariser dans certains cas.

A l'époque où la lancette était d'un usage journalier, on s'en servait au début des fièvres éruptives, de la variole plus spécialement, lorsque le sang était bouillant et fougueux, lorsqu'on craignait comme Sydenham « que le sang n'entre dans une telle furie qu'il pénètre dans la vessie par les voies urinaires. » C'était la pratique constante d'Hoffmann (1), qui regardait la trop grande abondance de sang comme empêchant la petite vérole de sortir en assez grande quantité. Il regardait le pouls plein et fort, la rougeur du visage la douleur et la pesanteur de tête, la jeunesse, la vivacité du tempérament, comme indiquant la saignée dès le premier ou le second jour.

Plus près de nous, M. Bertulus (2) (de Marseille), croyait à l'efficacité de la saignée au début de la scarlatine, lorsque l'éruption tardait à se faire et que les phénomènes réactionnels étaient très accentués. M. Guéneau de Mussy, que l'on n'accusera pas de tendresse excessive pour la phlébotomie, regardait cette dernière comme pouvant favoriser la sortie de l'éruption chez quelques sujets pléthoriques; c'est également ce qui résulte de la pratique de M. Corlieu (3).

Il est bien difficile d'expliquer la manière dont les émissions sanguines peuvent agir en pareille occurence ; mais on peut toujours rapprocher ces faits d'un phénomène analogue qui peut se produire chez les femmes lorsque approche l'époque cataméniale. Si on pratique l'ouverture de la veine, à ce moment, il est rare que le sang menstruel ne fasse pas apparition dans les heures qui suivront l'opération (4).

Il est presque superflu de faire remarquer que la durée de la maladie n'était modifiée en rien par une pareille intervention, si bien qu'en face des inconvénients qui l'accom-

(1) *Med. ration. system.*, t. V, p. 154.

(2) *Presse médicale de Marseille*, juin 1858.

(3) Voy. *Rapports sur la vaccination pour l'année* 1855, p. 16.

(4) Polinière, *Étude clinique sur les émissions sanguines*, 1837.

pagnaient le plus souvent, on a complètement renoncé à la spoliation sauguine au début des fièvres éruptives, d'autant mieux que le remède ne combattait nullement la cause morbide, c'est au contraire en facilitant son évolution qu'il arrivait à produire quelque soulagement.

Dans le cours du processus fébrile, les émissions sanguines sont formellement contre-indiquées, à moins de complications viscérales exceptionnelles; la durée de la pyrexie n'en sera nullement modifiée, et l'on pourra craindre de déterminer l'apparition de phénomènes ataxo-adynamiques.

Mais dans le décours, lorsqu'on approche de la terminaison, surtout si la fièvre est symptomatique d'une inflammation franche, il semblerait qu'une saignée, faite au moment opportun, puisse hâter l'arrivée de la crise en développant les phénomènes qui l'accompagnent.

La sueur qui constitue certainement la crise la plus fréquente pour les maladies franchement inflammatoires survient, le plus souvent, à la suite des spoliations; Andral signale, à différentes reprises, « la douce moiteur qui suit les émissions sanguines et qui est du plus favorable augure. » Les modifications du pouls se rapprochent du pouls critique tel que le décrivait Bordeu, c'est-à-dire qu'il devient saillant, plein, fort, fréquent et souvent inégal; enfin la chute rapide de la température, l'abondance de l'urée dans des urines plus abondantes sont encore des caractères qui pourraient faire assimiler les effets de la saignée à ceux que l'on remarque vers le déclin des maladies aiguës.

Wunderlich, qui a étudié tout particulièrement la marche de la température dans les maladies fébriles, a prouvé l'heureux effet de la spoliation dans la pneumonie. D'après lui, une des causes qui exercent le plus d'influence sur le cycle fébrile, c'est une émission sanguine spontanée ou artificielle (phlébotomie, épistaxis, flux cataminial). La conséquence immédiate d'une perte de sang est presque toujours un abaissement thermique; mais, suivant les cas, cet abaissement tournera en défervescence définitive, ou sera suivi d'une nouvelle ascension.

Traube (1) a même avancé que, lorsque la défervescence approche, la saignée la rend plus rapide et hâte l'arrivée de la crise.

Cette intéressante question a été reprise récemment par M. Lépine dans son article *Pneumonie* (*loc. cit.*). Il a vu que les effets de la saignée qui amènent une diminution de l'oppression, un abaissement de la température, en un mot un soulagement, une détente générale bien appréciée par le fébricitant, peuvent aussi déterminer des phénomènes qui ne sont pas seulement subjectifs : « L'urine, dit-il, renferme en proportion exagérée de l'urée (Bauer) et surtout de l'acide phosphorique (Lépine) ; elle prend donc les caractères de l'urine critique. » En tous cas, il ne s'agit que d'une *pseudo-crise*, car la rémission n'est que momentanée, loin de devenir comme dans la crise véritable, le prélude d'une guérison définitive.

Mais cette pseudo-crise aura un effet plus marqué et plus durable, si l'on approche du terme de la maladie, comme Bœrensprung et Traube l'avaient remarqué déjà. Est-ce à dire que les émissions sanguines soient indiquées au déclin des pyrexies, quelle que soit la nature de ces dernières? Ce n'est pas notre avis; mais il était bon de mettre en relief les

(1) *Ueber Krisen und Kritische Tage*, in *Deuts. Klinik.*, 1852.

phénomènes pseudo-critiques qu'elles déterminent en face de la véritable crise, celle qui vient réellement juger la maladie.

Pour nous résumer, nous dirons que dans les fièvres liées à une altération du sang, toute médication débilitante, toute intervention qui déprime les fonctions nerveuses est essentiellement nuisible. Les émissions sanguines plus particulièrement sont dans ce cas, puisqu'en soustrayant violemment et promptement une partie du liquide nourricier, elles favorisent l'apparition des phénomènes adynamiques, retardent la guérison et prolongent la convalescence. On devra recourir plus particulièrement aux toniques et aux médicaments qui modèrent la chaleur fébrile sans déprimer les forces.

Quant à la fièvre liée à la phlegmasie, elle peut être mieux justiciable de la soustraction du sang, mais au début seulement, lorsque les phénomènes de congestion locale sont accentués et dominent la scène.

4° *Action sur les altérations du sang. — Transfusion.*

Nous serons ici très sobres de détails, parce qu'aujourd'hui le traitement par les émissions sanguines, des altérations du sang, est complètement délaissé. Nous connaissons mieux les effets des différentes substances toxiques, nous savons qu'elles agissent d'une façon variable, les unes sur les éléments même du sang, les autres sur les éléments des tissus.

Mais à une époque déjà ancienne, on traitait volontiers les empoisonnements par les évacuations sanguines, et c'était naturel puis qu'on pensait trouver dans les vaisseaux la source même de la maladie. Cette théorie n'était du reste qu'une application de l'idée humorale qui régissait alors toute la médecine, et si nous en parlons, c'est que cette interprétation a été le point de départ de la *transfusion du sang*. — Dès le début, on réunit ces deux indications : *saignée* et *transfusion*, et en fait, c'était une pratique rationnelle, on croyait enlever le corps du délit par la déplétion préalable, puis on introduisait en son lieu et place un sang rénovateur, puisé à une source pure et dont l'origine possédait les qualités inverses des défauts que l'on croyait enlever par la spoliation. En effet cette opération précéda les premières transfusions pratiquées sur l'homme par Denys (1667). — Dans une d'elles, qui eût lieu chez un aliéné atteint de délire furieux, on se servit du sang de veau, car, disait-on, cet animal est tranquille et doux, rien de mieux pour tempérer les agitations d'un cerveau surexcité. — Denys enleva 10 onces de sang à ce malade, puis lui injecta 6 onces de sang artériel de veau, et lendemain, après une nouvelle saignée de 3 onces, une nouvelle transfusion de 12 onces. L'opération réussit.

Sans vouloir relever l'opinion fantastique qui attribue au sang la propriété de posséder les qualités plus ou moins morales qui sont inhérentes aux individus, nous croyons qu'elles sont bien rares les occasions où l'on pourrait agir efficacement en suivant la pratique de Denys. Dans l'intéressante thèse du docteur Jullien (1), nous trouvons signalés, comme indications possibles, certains empoisonnements du sang, tel que celui par l'oxyde de carbone, la morsure des serpents, la maladie charbonneuse, la septicémie, c'est-

(1) L. Jullien, *De la transfusion du sang*, thèse d'agrég., Paris, 1875.

à-dire la plupart des affections parasitaires du sang. Nous avons vainement cherché un fait bien probant dans l'ouvrage que nous citons. — On pourrait tout au plus, atténuer la violence de certains symptômes, comme on l'a vu dans un fait récent de M. Paul Bert (1) sur un chien enragé, ce physiologiste pratiqua une saignée abondante, au point de rendre l'animal exsangue, puis injecta dans ses veines, le sang d'un chien en bon état de santé; l'opération eut pour seul résultat de retarder assez notablement la mort du chien enragé.

Une pareille pratique ne peut guère s'utiliser que pour les poisons qui agissent directement sur les éléments du sang, qui en adultèrent la crase, car on ne peut espérer d'heureux résultats, même théoriquement dans tous les cas d'intoxication.

Laborde a démontré que dans l'empoisonnement par la strychnine, le sang n'est nullement intoxiqué par le poison, puisque, injecté dans les veines d'un autre animal, il est incapable de reproduire les phénomènes de strychnisme.

Ici, le liquide sanguin n'est qu'un lieu de passage rapide pour la substance délétère, celle-ci va très vite agir sur les éléments anatomiques pour y produire les modifications d'ou résulteront les phénomènes convulsifs. — S'il s'agit même des poisons propres du sang, c'est-à-dire de ceux qui modifient directement l'hématose, que pourra-t-on retirer de la transfusion du sang dans l'intoxication par l'oxyde de carbone, par exemple? — Sans doute les recherches de Cl. Bernard tendent à démontrer que le contact d'un sang sain avec un sang oxy-carboné fait perdre à celui-ci ses

(1) Voir le Feuilleton scientifique de la *République française*, n° du 3 février 1880.

propriétés pathologiques, mais il faut qne le sang nouveau et régénérateur soit en une très grande quantité, environ les 2/3 de la masse.—On comprend vite quelle saignée énorme, l'on devrait faire subir au malade, et quelle quantité énorme de sang nouveau, il faudrait lui injecter. . .

La même objection se présente toute aussi impérieuse pour les empoisonnements par le gaz d'éclairage et les gaz d'égoûts.

Tout au plus pourrait-on l'utiliser dans certains cas de fièvre typhoïde, mais dans la convalescence seulement.

« Si après une fièvre typhoïde, dit Béhier (1), le sujet ne se rétablit pas malgré l'administration des toniques, s'il y a hydrohémie, si le sang ne se reconstitue pas et que les globules et la fibrine ne soient pas en proportion voulue pour stimuler convenablement l'organisme, on devrait alors enlever au malade une petite quantité de sang égale à celle que l'on se propose de transfuser, de façon à ne pas remplir outre mesure le système circulatoire et à n'agir que par la qualité du sang, plus apte à lutter contre la débilité générale. On pourrait ainsi espérer ranimer le système nerveux, et par lui le système digestif et absorbant, rendre au sang ses qualités voulues pour continuer le mouvement vital. »

Dans les formes toxiques de l'éclampsie puerpérale, on a proposé également d'enlever, par la saignée, le poison introduit dans le sang par la lésion rénale, toujours en vertu de la vieille théorie qui indiquait d'évacuer l'humeur peccante ; puis, comme l'adynamie des malades est extrême, on a voulu remplacer, au moyen de la transfusion, le sang en-

(1) Clin. médic. de l'Hôtel-Dieu, ir. *Gaz. hebdom.*, n° 7, 1874.

levé par la spoliation préalable. Lange (1) (de Heidelberg), cite le fait d'une femme qui eut vingt-cinq accès avant l'accouchement et qui, après la délivrance, en eut sept encore qui ne le cédaient en rien aux premiers pour la violence et la durée. On pratiqua une saignée de quatorze onces à l'un des bras, et aussitôt après on injecta sur l'autre sept onces de sang défibriné; la malade guérit parfaitement.

Il faut ajouter qu'on avait usé du chloroforme, de la morphine, de la glace, et même des émissions locales, si bien qu'il est difficile de dévoiler l'action réellement bienfaisante de la transfusion.

Nous ajouterons que les dernières recherches sur la morphologie des éléments figurés du sang, sur la constitution de son plasma, ne paraissent guère favorable à maintenir la transfusion comme traitement général des hémorrhagies, et encore moins comme venant suppléer, par l'apport d'un sang nouveau et sain, au liquide altéré que l'on a extrait des vaisseaux. M. Renaut (2) a montré que la condition indispensable à la vie des globules rouges, réside dans l'intégrité du plasma dans lequel ils vivent; si donc la densité des plasmas n'est pas identique (elle ne peut l'être que de l'homme à l'homme) les globules rouges du sujet qui subit la transfusion sont altérés par l'action du plasma de l'animal qui subit l'opération, ils perdent leur hémoglobine et au bout de peu d'instants ils deviennent inutiles à maintenir la respiration.

L'expérience suivante de M. Chandelux le démontre nettement; si l'on injecte dans le sang d'une grenouille

(1) *Prager*; *Vierteljahr*, 1868.

(2) Art. Sang du *Dictionn. encyclop.*, p. 517.

quelques centimètres cubes de sang défibriné de cochon d'Inde, au bout de trois ou quatre heures les globules rouges du mammifère sont en majeure partie dépouillés de leur hémoglobine, et les globules elliptiques du batracien sont notablement altérés, ils sont semés de vacuoles.

Une seconde difficulté (lorsqu'il s'agit d'animaux d'espèces différentes) provient de l'inégale dimension des globules rouges. Le diamètre de ces derniers n'est point le même chez l'homme et chez les animaux qu'on utilise souvent dans les opérations de ce genre : ce qui crée encore un obstacle à la circulation capillaire.

Il faudra donc, chez l'homme, se servir constamment du sang d'un sujet de la même espèce, et on prévoit la difficulté que l'on aura souvent à se procurer un liquide, en quantité suffisante, lorsque la déplétion chez le malade aura été abondante.

Pour toutes ces raisons, nous devons rejeter la saignée comme traitement univoque des intoxications, à cause de son peu d'efficacité sur les causes de l'intoxication, à cause de la difficulté souvent insurmontable que l'on aura à trouver un sang rénovateur et en quantité suffisante pour la transfusion.

CHAPITRE V.

INDICATIONS SPÉCIALES DANS LES MALADIES AIGUËS.

Il est bon d'établir tout d'abord ce que l'on entend par maladies aiguës. Cette définition paraît des plus faciles à faire, et il semble que la vieille division des maladies aiguës et chroniques ne puisse être malaisée à faire ; mais si l'on veut entrer dans les détails, cette division paraît beaucoup moins simple, et la meilleure preuve, c'est qu'on a dû placer entre elles deux un ordre intermédiaire, comprenant les maladies subaiguës. On connaît la définition qu'en donnait Sydenham : *morbi acuti Deum habent auctorem, sicut chronici ipsos nos;* il serait difficile aujourd'hui de prendre pour point de départ une pareille étiologie.

Trousseau pensait que les pyrexies et les phlegmasies étaient les seules maladies aiguës. C'est la division que l'on accepte communément aujourd'hui et que nous avons adoptée comme base de nos différentes descriptions. Dans l'étude qui va suivre nous avons renoncé à prendre chaque maladie aiguë en particulier, il y aurait eu des répétitions fastidieuses et inévitables. En outre l'emploi des émissions sanguines a complètement disparu du traitement de beaucoup d'entre elles, et des plus importantes, comme les fièvres éruptives ; dès lors il aurait fallu dans un travail rétrospectif tirer de la poussière les documents innombrables des siècles derniers, réveiller toutes les polémiques, se livrer en un mot à de véritables recherches archéologiques. Nous y avons renoncé, car le but qu'on doit chercher à atteindre dans les circonstances où nous nous trouvons, est avant tout un but d'actualité.

Au surplus les considérations qui nous ont fait abandonner la saignée dans les maladies infectieuses sont tout aussi impérieuses dans les fièvres éruptives, et l'on trouvera plus loin l'exposé des faits et des arguments qui ont modifié si profondément notre conduite à l'endroit de ces affections.

Nous avons ajouté un paragraphe spécial pour l'éclampsie; l'une de ses formes, celle qui survient dans l'état puerpéral, est une maladie regardée comme aiguë par tous les auteurs. Les nécessités de la description nous ont forcé à ne pas la disjoindre de l'éclampsie qui survient dans les néphrites, toutes deux reconnaissent en effet une même cause, doivent donner lieu à des indications identiques, aussi les avons-nous réunies dans une même étude.

A. Phlegmasie.

§ 1. — PNEUMONIE AIGUE.

Le traitement de la pneumonie est un des problèmes les plus importants de la pratique. En raison de sa fréquence, de sa gravité, en raison de ce fait qu'elle atteint tous les âges, depuis la première enfance jusqu'à la vieillesse la plus avancée, la pneumonie est devenue une sorte de champ clos, dans lequel toutes les médications sont venues tour à tour se disputer la prééminence, mais il n'en est point qui ait tenu une place aussi importante que les émissions sanguines. Dès l'origine de la médecine, jusqu'à nos jours, il s'est toujours trouvé des praticiens qui, en face des phénomènes solennels qui caractérisent la fluxion de poitrine, ont cru à la nécessité constante de l'ouverture de la veine ; c'était pour eux la méthode exclusive du traitement. Ce zèle s'est bien ralenti de nos jours, et certes, ceux qui s'abstiennent sont en nombre bien plus grand que ceux qui pratiquent la saignée. En raison de cette tradition constante, en raison surtout des divergences qui existent dans la pratique, il est bon de revoir brièvement l'opinion des anciens, de juger aussi les différentes médications modernes, et d'indiquer autant que possible les cas justiciables de la saignée et ceux plus nombreux peut-être qui ressortent à d'autres méthodes de traitement.

Dans l'antiquité, nous voyons que Hippocrate recommande la saignée dans la pneumonie, mais il veut qu'elle soit faite avec modération, en ayant égard à la constitution du malade ; la principale indication était la douleur vive de côté et l'aspect rouge de l'expectoration. Dans son livre du Pronostic (1) il déclare que lorsque dans les maladies aiguës du poumon (pneumonie et pleurésie), la saignée n'a pas amené de résultat, il y a tout lieu de concevoir les plus sérieuses appréhensions. Si le père de la médecine a cru devoir adresser à ces deux maladies si différentes une même médication ce n'est point qu'il les confondit ensemble. Le savant Daremberg (2) a en effet démontré par une série de textes rigoureusement rapprochés qu'il avait eu parfaitement conscience de leurs différences au point de vue du siège de la lésion et des symptômes qui en dépendent.

Celse était plus sobre d'émissions sanguines dans les inflammations thoraciques que dans les autres maladies, il

(1) *Le Pronostic*, p. 15.

(2) Note à la trad. du *Pronostic*, p. 426.

n'y avait recours que lorsque les forces n'étaient pas trop prostrées.

Galien, le continuateur quoique souvent en même temps le contradicteur d'Hippocrate, saignait abondamment dans la pneumonie, il ne pratiquait point la modération de son modèle à cet égard, puisqu'il tirait fréquemment dans un seul jour jusqu'à six cotyles (1500 gr.) et poussait parfois jusqu'à la syncope. Il appliqua à cette maladie ses théories nouvelles sur la révulsion.

A force d'additions et de corrections, la doctrine de Galien devint bientôt méconnaissable et c'est aux Arabes et aux Arabistes que l'on doit reprocher cette œuvre de confusion. Pour cette école qui prétendait cependant conserver intacte le tradition galénique, c'était une loi sans exception que de saigner les pleurétiques (on confondait alors pleurésie et pneumonie) du côté opposé à la lésion, et on s'appuyait dans cette pratique sur l'existence prétendue d'un entrecroisement des veines du thorax. Ce précepte conserva une telle autorité dans les écoles qu'au XIII siècle, Guy de Chauliac (1) le chirurgien hardi qui commencait à braver les anciens, déclare que saigner du côté de la lésion «c'est occire totalement le malade».

On sait les malheurs de Brissot qui eut l'audace de contredire d'aussi grandes autorités. A l'inverse de Paracelse qui vers la même époque brûlait à son cours les ouvrages de Galien, Brissot persécuté et honni mourait réfugié en Portugal.

Plus tard, quand la découverte de la circulation eut

(1) *La grande chirurgie de M. Guy de Chauliac, médecin très fameux de l'Université de Montpellier*, restituée par M. Laurens Joubert. Lyon 1651, pages 509 et 511.

apaisé les grandes querelles sur le $\kappa\alpha\tau'\iota\zeta\iota\nu$ de Galien, on continua la pratique séculaire des émissions sanguines.

Sydenham les préconisa nettement dans la pneumonie : « Pour apaiser l'inflammation du sang, et détourner par des évacuations convenables les particules enflammés... ma plus grande espérance est dans la saignée. » Il était rare que Sydenham retirât moins de 1 kil. 250 gr. de sang. Il fait cependant observer que dans sa méthode, il avait égard à l'âge du sujet, à son degré de force, à la violence de la maladie, et qu'il modifiait en conséquence sa thérapeutique.

A la suite de Sydenham, la plupart des médecins du siècle dernier usèrent largement des émissions sanguines, Huxham, Grimaud, Sauvages qui enlevait environ 2 kil. et demi de sang à ses malades, tandis que d'autre part Lieutaud s'élevait avec force contre les excès de ses contemporains, et se bornait à des saignées de 10 à 12 onces dans les deux ou trois premiers jours, et qu'à Vienne, Van Swieten et Stoll soutenaient contre P. Franck l'emploi modéré de la lancette.

En résumé, nous pouvons conclure avec Grisolle que suivant les théories et les doctrines, les saignées furent faites plus ou moins nombreuses et plus ou moins abondantes. Mais presque tous les ordonnaient, et parmi leurs adversaires marquants, on ne peut guère compter que van Helmont qui les rejetait, parce que la pneumonie était un ferment acide, envoyé par l'Archée.

On comprend facilement quelle dut être la pratique des médecins de l'Ecole physiologique à une époque où toutes les maladies reconnaissaient une même cause, et devenaient justiciables d'un même traitement.

Dans ce concert unanime, les médecins italiens se montrèrent d'une libéralité incroyable. On croit rêver quand on pense qu'à Bologne, Tommasini (1) pratiquait 14, 15 et même 20 saignées de 4 à 500 grammes chacune, dans le cours de la pneumonie, si bien qu'en l'espace de cinq à huit jours, un malheureux pneumonique devait fournir jusqu'à 10 kil. de sang.

En France heureusement, on ne répandit jamais le sang avec une si grande largesse et même dans la méthode des saignées coup sur coup, on fut d'une timidité relative.

Cette méthode est liée à un des noms qui ont le plus honoré la médecine française, et avant de la juger nous allons exposer sommairement le traitement tel que l'a indiqué M. Bouillaud qui chercha à le soumettre à des règles à peu près fixes.

1er *jour*. Saignée du bras de quatre palettes le matin, une seconde le soir de trois à quatre palettes ; dans l'intervalle, sangsues ou ventouses scarifiées sur le point douloureux.

2me *jour*. Troisième saignée de même quantité que les deux premières.

3me *jour*. La plupart des péripneumonies du premier degré sont arrêtées et pour ainsi dire jugulées dès le troisième jour du traitement. Si la pneumonie résiste encore, il faut sans hésiter pratiquer une nouvelle saignée de trois à quatre palettes.

4me *jour*. La pneumonie résiste rarement au delà du quatrième jour, dans le cas où il en est ainsi, on peut pratiquer encore une nouvelle saignée, mais il vaut mieux se borner à l'application d'un large vésicatoire sur le côté malade.

En règle générale, on ne doit renoncer décidément aux

(1) *Traité de thérapeutique*, t. V, p. 321.

émissions sanguines que du moment où la réaction fébrile est nulle ou presque nulle, et que la dyspnée et la douleur ont à peu près complètement cessé.

En moyenne les malades perdaient, dans ce traitement, de quatre à cinq livres de sang.

Il y eut naturellement des relevés statistiques pour prouver la supériorité de la formule donnée comme une loi par M. Bouillaud, supériorité qui se manifestait par l'avantage de *diminuer d'un peu plus de moitié la durée de la maladie.* Ainsi les pneumonies légères, c'est-à-dire celles qui sont à la fois peu étendues et au premier degré, ne datant que d'un jour ou deux, sont enlevées ordinairement d'après M. Bouillaud, après la troisième émission sanguine.

Mais ces conclusions furent attaquées par Louis, qui montra, chiffres en main, que la méthode coup sur coup ne diminue pas sensiblement la durée de la pneumonie, et que pendant la période d'augment, avant le 7e jour, elle produit peu ou point de rémission.

Chomel et surtout Grisolle portèrent le dernier coup à la méthode de Bouillaud. Grisolle démontra le tort grave qu'il y avait à soumettre le traitement de la pneumonie à des régles à peu près fixes, à cette précision mathématique qui déterminait d'avance le nombre des saignées à faire et la quantité de sang qu'il fallait retirer. Puis prenant à partie les statistiques mêmes, il montra qu'elles se rapportaient à des faits inégaux, additionnés en bloc, à des malades jeunes, c'est-à-dire à des sujets qui se trouvaient dans les meilleures conditions pour guérir; et qu'enfin la prétention de juguler la maladie n'était pas plus légitime, puisque la durée de la maladie était envisagée d'une façon arbitraire : pour M. Bouillaud la durée de la maladie était celle du traitement, il faisait dater la guérison ou la mort de ses malades à partir du jour où ils entraient à l'hôpital.

Ces querelles n'ont guère aujourd'hui qu'un intérêt rétrospectif mais ce qu'il faut bien mettre en évidence c'est que, malgré la chute du système de Broussais malgré l'abandon de la méthode de Bouillaud, on ne cessa pas pour cela de pratiquer l'ouverture de la veine dans la pneumonie.

Les adversaires les plus ardents de la médecine physiologique, les contradicteurs les plus acharnés de la méthode coup sur coup, convenaient que dans cette maladie, il était nécessaire de diminuer la masse du sang d'une façon modérée il est vrai, mais constante : telle a été la pratique habituelle de tous les grands médecins qui ont illustré la clinique française, d'Andral, de Chomel, de Louis, de Laënnec qui taxait de théoriciens hérétiques de la médecine ceux qui craignaient de répandre du sang dans le cours de la péri pneumonie, de Grisolle qui lui resta fidèle jusqu'à la fin.

Aujourd'hui encore, les rares médecins qui n'ont pas renoncé complètement à cette méthode spoliatrice, l'emploient d'une manière à peu près exclusive dans cette maladie, et peut-être est-il permis de penser que si jamais la lancette reprend dans la thérapeutique une partie de l'importance qu'elle avait autrefois, c'est probablement la pneumonie qui lui fournira l'occasion de rentrer sur la scène médicale.

C'est à l'école dite *nihiliste* de Vienne représentée par Skoda et son élève Dietl qu'il faut faire remonter l'introduction de la méthode expectante dans la thérapeutique.

Il y eut une émotion très vive dans le monde médical, lorsqu'en 1849, Dietl publia sa première statistique, et annonça que les pneumonies traitées par la saignée et l'émétique fournissaient une mortalité de 20 p. 100, tandis que celles abandonnées à elles-mêmes fournissaient une mortalité de 7 p. 100.

Le même auteur publia en 1852 une deuxième statistique qui eut un plus grand retentissement encore, car elle portait sur un nombre considérable de malades, et les résultats avaient pu en être facilement controlés puisqu'il s'agissait d'observations prises dans le service d'un hôpital important.

L'auteur comprend dans son énumération toutes les pneumonies primitives et essentielles sans excepter celles que pouvait aggraver l'âge, le régime ou les circonstances analogues.

Les pneumonies secondaires qui surviennent à la suite d'affection aiguës ou chroniques comme le typhus, la maladie de Bright ont été exclues.

Depuis 1844, il n'avait jamais été pratiqué de saignées dans un cas de pneumonie, on s'était borné à quelques potions gommeuses ou opiacées.

Les résultats de cette statistique qui porte sur 750 malades démontrent d'une part que la pneumonie n'est point l'apanage de la jeunesse et de la force, qu'au lieu de décroître avec l'âge, elle survient souvent dans la vieillesse et la débilité.

Une deuxième conclusion plus importante encore, c'est que les émissions sanguines ne donnaient pas de résultats meilleurs que l'expectation simple, puisque sur 750 pneumonies traitées ainsi, 681 avaient guéri. Sur 69 morts, le décès était survenu 8 fois dans la période d'hépatisation rouge, 56 dans celle d'infiltration purulente.

La statistique de Bennett qui suivit celle de Dietl eut une influence non moins grande sur la pratique.

En voici les résultats principaux :

Du 1er juillet 1839 au 1er octobre 1849, on a reçu dans les salles de l'hôpital d'Edimbourg 648 malades affectés de pneumonie qui tous furent traités par la saignée. Sur ce nombre, il y eut 222 morts.

A ces chiffres, Bennett opposa ceux qu'il avait obtenus dans l'espace de huit ans (de 1849 à 1857), dans les salles du même hôpital, en excluant la saignée du traitement de la pneumonie ; sur 65 cas, il a obtenu 62 guérisons, et il n'y aurait eu que 3 morts.

Dans le 1er cas, la mortalité était de		34 2 pour 100.
Dans le 2e	— —	4, 60.

L'étonnement fut grand, paraît-il, quand on vit que la pneumonie livrée aux seules ressources de la nature pouvait arriver à résolution et guérir sans l'émission de sang que l'on croyait obligatoire au début de la phlegmasie.

Avec tous ces travaux, l'école des expectants arrivait en scène, et allait remplacer la vieille pratique séculaire.

En France, l'expectation fut d'abord timidement recommandée par Biett et par Magendie. Ce dernier, dès l'année 1840, institua l'abstention systématique comme traitement uniforme de toutes les phlegmasies pulmonaires. On sait qu'il eut à lutter contre tout le monde, même contre ses élèves pour arriver à triompher de la saignée. Mais l'exemple de Magendie ne trouva guère d'imitateur. Ce n'est pas qu'à cette époque, on ne commençât à connaître mieux la marche naturelle de la pneumonie. La thérapeutique illusoire des homéopathes montrait aux moins clairvoyants que cette maladie livrée aux seuls ressources de la nature, aboutissait tout aussi fréquemment à la guérison.

Déjà Valleix (1) avait remarqué cette marche naturelle, et cette tendance à la résolution, « Ce n'est pas douteux, disait-il, pour les cas observés de 30 à 40 ans; en général une fois le premier nuage passé, il survient une rémission des plus frappantes dans les symptômes, de telle sorte que, si la médication ou la prétendue médication coïncide à deux ou trois jours près avec cette rémission naturelle, on ne manque pas d'en faire honneur au traitement. Est-il, ajoute-t-il alors, une maladie plus propre aux illusions thérapeutiques ? »

A Nancy, M. V. Parisot (2) avait renoncé depuis quelque temps déjà à la méthode sanglante lorsque parurent les chiffres de l'école de Vienne. Dans sa pratique et son enseignement, il tentait de vulgariser les notions qui sont aujourd'hui courantes, c'est-à-dire que les émissions sanguines n'abrègent en rien la durée de la maladie, que c'est illusion pure que vouloir juguler une maladie à marche cyclique et régulière ; il montrait enfin par des chiffres que l'introduction dans la thérapeutique de la méthode expectante loin d'augmenter la mortalité, la diminuait au contraire.

La statistique paraissait juger la question et cependant quelle discordance dans les résultats. Dietl qui avait annoncé en 1849 une mortalité de 7 pour 100, en accusait une de 20 pour 100 en 1854, toujours par l'expectation; la saignée qui donnait à Louis (Hôtel-Dieu) 35 pour 100 de morts, n'en donnait que 17 à Grisolle et à Béhier.

Ces quelques chiffres indiquent bien qu'on a dû additionner des unités de nature différente, et que les statistiques que nous avons données, ne prouvent rien en faveur de

(1) *Union Médicale*, 29 juin 1850.

(2) Voir la thèse d'Emile Journal. Strasbourg, 1865, et comm. or.

l'expectation envisagée comme méthode exclusive. Pour démontrer sa supériorité, il faudrait la comparer, non point à des médications également absolues dans leur énergie, mais au traitement éclectique que nous préconisons et qui comprend même l'expectation; et puis comme disait Forget : « La statistique est toujours du parti de celui qui l'invoque. C'est une bonne fille qui se livre au premier venu. »

A la suite des travaux d'analyse clinique qui se succèdent depuis 20 à 30 ans, nos idées sur la pneumonie se sont notablement modifiées, et Grisolles est certainement l'un de ceux qui ont le plus contribué à cette heureuse évolution. Si l'on remonte à une époque antérieure à son traité magistral sur la *pneumonie*, on voit que cette affection était considérée comme une entité morbide parfaitement nette et déterminée, se manifestant par des symptômes identiques, et devenant par conséquent justiciable d'un même traitement. L'on usait des émissions sanguines, pour évacuer l'humeur peccante, ou diminuer indirectement la phlogose du poumon; l'on administrait le tartre stibié, pour atteindre le mal dans son élément prédominant et le terrasser.

De nos jours encore, certains médecins oublient trop « qu'il n'y a pas *une* pneumonie, mais des pneumoniques, réagissant chacun à sa façon contre la maladie générale avec lésion pulmonaire, que la nature de la fièvre est bien autrement significative que le degré de la lésion (1). »

En effet quelle variété dans les allures cliniques depuis ces formes abortives qui ne donnaient pas même à Bordeu *le temps d'une saignée*, jusqu'aux formes infectieuses qui

(1) Peter, *Leçons de cliniq. médicale*, t. I, p. 775.

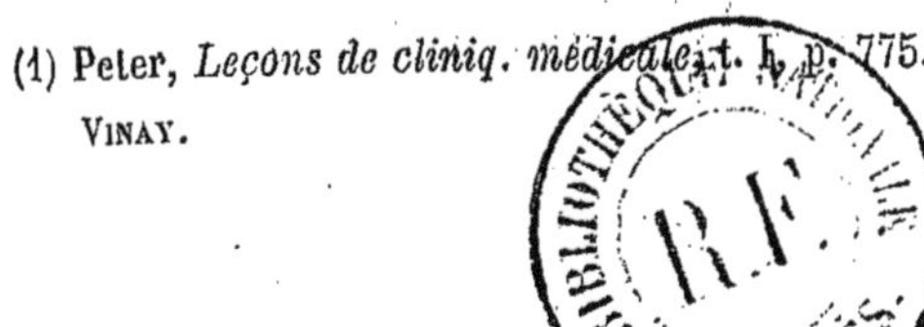

revêtent les apparences de la dothiénentérie la plus grave et la plus accentuée.

Il est de notion vulgaire aujourd'hui que l'inflammation du parenchyme pulmonaire peut être modifiée par une foule de causes, par l'âge, la constitution, les antécédents, les vices diatésiques, l'époque de l'année, et c'est dans ces considérations, variables avec chaque malade, qu'on devra chercher la source des indications.

Employer invariablement les émissions sanguines comme on l'a fait à une certaine époque, ou encore user et abuser de l'expectation quand même, à l'exemple de Magendie et de Dietl, etc., c'est à notre avis une méthode déplorable.

Sans vouloir passer en revue toutes les médications que l'on peut employer dans la pneumonie, nous pouvons donner quelques indications générales; ceci nous permettra de mieux interpréter les cas bien définis qui nécessitent l'emploi des émissions sanguines.

Lorsque la fièvre est légère, la réaction générale peu marquée, le malade jeune et vigoureux, l'expectation mitigée par des soinsdiététiques, doit être employée à l'exclusion de toute méthode active.

Aux cas extrêmes, dans lesquels prédominent des symptômes d'adynamie et d'ataxie, on opposera la méthode de Todd, les substances alcooliques, le vin généreux, le quinquina.

Dans la forme bilieuse, on emploiera plutôt le traitement de l'état bilieux fébrile : vomitif à l'ipéca, puis purgatifs salins répétés tous les deux jours.

Nous arrivons aux émissions sanguines, et une première question se présente, peut-on espérer au début de l'affection ralentir sinon arrêter l'engouement pulmonaire par une vigoureuse saignée, dissiper la congestion initiale et arrêter ainsi la marche de la phlegmasie? Personne ne songe aujourd'hui à juguler ainsi la maladie, et chacun sait que cette dernière suivra son cours habituel, quelque soit la thérapeutique employée dès les premiers jours. Mais d'excellents observateurs pensent qu'à ce moment une intervention énergique peut avoir une certaine efficacité.

C'était l'avis d'Andral qui disait :

« Les émissions sanguines sont plus utiles encore dans cette maladie que dans les autres, elles n'agissent pas seulement comme dans les autres inflammations, elles ont de plus l'avantage de diminuer directement la quantité du sang qui dans un temps donné doit traverser le poumon pour y être soumis au contact de l'air; elles diminuent donc l'activité de ses fonctions et concourent de cette manière à guérir la pneumonie, de même qu'on guérit une ophthalmie en s'opposant à l'exercice de la vision, et un rhumatisme en prescrivant le repos. »

Voici d'autre part quelle est la pratique suivie actuellement par le professeur Hardy (1) : « J'ai l'habitude dès le début de la maladie, de pratiquer les émissions sanguines répétées. Mais au lieu d'en faire quatre ou cinq, comme le recommande M. Bouillaud, je me borne à en faire deux ou trois, que je pratique coup sur coup, pour ne pas donner au sang le temps de se refaire. Certes par un pareil moyen, on ne jugule pas la maladie, mais on assure la guérison et on la fait plus prompte et plus complète. »

Il est bien entendu qu'il ne peut s'agir que de pneumonies vraies et primitives, développées chez des sujets jeunes, bien

(1) *Gaz. des Hôpit.*, 1876, p. 1129.

portants, forts, vigoureux, âgés de plus de quinze ans et n'en ayant pas encore soixante.

A côté de ces faits sur lesquels la discussion est ouverte, il y en a d'autres bien plus impérieux, dans lesquels l'hésitation n'est plus permise.

Dans le chapitre consacré à la thérapeutique générale, nous nous sommes efforcé de démontrer que la saignée n'agissait ni sur la fièvre d'une façon durable, ni sur l'exsudat inflammatoire même d'une façon momentanée, mais qu'elle avait une efficacité incontestable contre certaines formes de congestion. Or, dans la pneumonie, la congestion de l'organe atteint se traduit par un symptôme bien net qui est la dyspnée.

M. Bernheim (1) a étudié particulièrement les différentes formes de congestion qui peuvent donner lieu à cette dyspnée et qui nécessitent par la suite l'emploi de la saignée.

La congestion peut être *inflammatoire*, secondaire autour du foyer pneumonique, elle se traduit dans les cas intenses par l'oppression considérable, la cyanose, le râle et la submatité étendus à une grande partie des poumons; l'intervention est alors urgente, elle peut sauver la vie au malade.

La congestion n'est pas toujours inflammatoire et beaucoup d'auteurs admettent qu'il peut survenir un *œdème collatéral* dans les parties non enflammées. C'est l'œdème aigu actif de Niemeyer. Jürgensen attribue cet œdème pulmonaire qui se traduit quelquefois par le syndrome connu sous le nom de catarrhe suffocant, à l'inffisance du cœur droit. Par suite de la gêne considérable qui existe dans la circulation

(1) *Leçons de Cliniq. Médic.*, 1877, p. 71.

cardio-pulmonaire, il se développe une stase dans les cavités droites qui, de proche en proche, gagne les viscères et les extrémités périphériques du système veineux.

Dans ces conditions encore, il y a indication urgente à ouvrir la veine. Le résultat est parfois merveilleux : ordinairement à mesure que le sang coule, il y a une détente progressive des symptômes les plus pénibles, l'anxiété s'atténue, au point de disparaître au moins momentanément.

Une autre source d'indication est l'état des fonctions cérébrales et de la circulation encéphalique ; lorsqu'il y a somnolence, torpeur avec engourdissement et fourmillement des extrémités, turgescence des jugulaires, en un mot lorsqu'on sera en présence de symptômes de ralentissement ou de stase dans la circulation encéphalique. Skoda (1) lui-même recommandait la saignée dans la pneumonie lorsqu'on se trouvait en face de symptômes cérébraux menaçants, tels que le délire, le coma, les convulsions, symptômes qu'il attribuait à une stase du sang dans les veines du cou.

Ces différentes conditions peuvent se rencontrer dans la pneumonie franche qui survient au milieu de la santé, mais elle surviendra plus facilement lorsqu'une lésion antérieure du poumon, ou un état accidentel comme la grossesse viendra dès le début de la maladie, apporter un élément de plus aux troubles de l'hématose.

Dans la grossesse, la pneumonie devient une complication redoutable, d'autant plus qu'on se rapproche du terme de la gestation. D'après la statistique donnée par le docteur Ricau (2), nous voyons que la pneumonie a enlevé 12 femmes

(1) *Centralblatt*, 1863.
(2) Thèse Paris, 1874.

sur 43, un peu plus du quart. C'est une proportion énorme, surtout si l'on a égard à l'âge des malades. Si le pronostic est déjà grave pour la mère, il l'est bien davantage pour l'enfant : sur les 43 cas cités plus haut, le fœtus avait été expulsé 28 fois, 3 fois seulement il avait pu vivre.

On est à peu près d'accord pour repousser l'expectation dans des circonstances aussi graves, et on a reconnu qu'un traitement actif bien dirigé n'était que favorable à la bonne terminaison de la phlegmasie; les moyens que l'on emploie sont nombreux, et l'un des principaux consiste dans l'emploi de la saignée générale.

Les anciens médecins, qui étaient cependant peu difficiles à l'endroit de la phlébotomie, ne la pratiquait jamais dans les maladies aiguës des femmes enceintes, parce que ces maladies étaient regardées comme absolument mortelles, et parce que la saignée constituait un puissant abortif, d'après Hippocrate.

Il est vrai qu'à partir de Mauriceau on se dédommagea puisque ses contemporains et lui-même saignaient sans mesure et jusqu'à épuisement les femmes grosses atteintes de pneumonie. Sans aller aussi loin, Velpeau et Desormeaux disent qu'on peut avoir recours à la saignée, si les circonstances le réclament, comme si la femme n'était pas enceinte, à moins toutefois qu'il n'y ait prédisposition à l'avortement. Mais dut-on faire avorter la femme, il ne faudrait pas hésiter dans les formes graves, de recourir à l'ouverture de la veine. « Il faut bien se persuader, dit Grisolles, que la pneumonie est une cause bien autrement puissante d'avortement; et cette cause est d'autant plus active qu'on néglige davantage les moyens propres à la combattre. »

M. Depaul est partisan de la saignée dans la pneumonie

des femmes enceintes, il déclare qu'il a vu, dans la pratique, des femmes grosses atteintes de lésions doubles, guérir par les émissions sanguines, et cela sans faire de fausses couches.

Nous conclurons donc de tous ces faits que la spoliation est indiquée toutes les fois que la respiration est courte, haletante et saccadée, la suffocation intense, et qu'on voit apparaître les premiers signes de l'asphyxie, ces circonstances constituent des indications de premier ordre; l'opération favorisant la circulation du sang, améliorera l'hématose, et préviendra par conséquent l'empoisonnement du sang par l'acide carbonique.

Enfin, s'il arrive que deux ou trois saignées soient inefficaces, et ne déterminent aucune modification dans les phénomènes congestifs des poumons et les troubles généraux, on pourra recourir au tartre stibié.

On remarquera que la pneumonie n'est pas une maladie aussi anémiante que beaucoup d'affections aiguës dans lesquelles on a rejeté à bon droit toute spoliation sanguine, tels que le rhumatisme articulaire aigu, les fièvres continues (Hayem, Grancher). Malgré l'intensité du mouvement fébrile et des phénomènes de dénutrition qui l'accompagnent, les chiffres que nous allons donner, montrent que le taux de l'hémoglobine et le chiffre des matériaux solides, sont loin de s'abaisser autant qu'on le croirait tout d'abord; il y a cependant une exception à faire pour la forme typhoïde.

M. Quinquaud a bien voulu nous transmettre les deux observations suivantes qui sont inédites, on y trouvera les variations que subit l'hémoglobine sous l'influence de la saignée, non seulement dans la pneumonie franche, mais encore dans la pneumonie typhoïde.

1er Cas. — Homme de 28 ans, pneumonie aiguë franche.

Analyse du sang le 4me jour de la maladie :
Hémoglobine, 95 grammes p. 1000
Pouvoir oxydant, 182 cent. cubes
Matériaux solides, 87 grammes.
Phosphates, 1 gramme, 3 p. 1000.
Chlor. sodium 2 grammes.

Saignée de 130 *gr.*, le cinquième jour, on trouve le lendemain :

Hémoglobine, 87 grammes.
Pouvoir oxydant, 168 cent. cub.
Matériaux solides, 83 grammes.
Phosphates, 1 gr.
Chlor. sod.. 1 gr. 50.

17e jour. Convalescence depuis 8 jours.
Hémoglobine, 78 grammes.
Pouvoir oxydant, 150 centim. cubes.
Phosphates, 0 80 centigr.
Chlor. sod., 1 gr.

26e jour. Hémoglobine, 79 grammes.
Pouvoir oxydant 148 centim. cubes
Matériaux solides, 80 grammes.
Phospates, 0 90 centigr.
Chlor. sod., 1 gr.

41e jour. Hémoglobine, 87 grammes.
Pouvoir oxydant, 168 centim. cubes.
Matériaux solides, 84 grammes.
Phosphates, 1 20 gr.
Chlor. sod., 1 3 gr.

2e Cas. — Pneumonie typhoïde. Homme de 34 ans.

Le 7e jour. Hémoglobine, 82 grammes.
Pouvoir oxydant, 141 centim. cubes.

Matériaux solides, 80 grammes.
Phosphates, 2 grammes.
Chlor. sod., 1 gr. 50 centigr.

Le soir, *saignée de* 100 *grammes* à cause de l'asphyxie, le malade se trouve beaucoup soulagé.

15e jour. Hémoglobine, 74 grammes.
Pouvoir oxydant, 141 centim. cubes.
Matériaux solides, 76 grammes.
Phosphates, 1 gr. 3.
Chlor. sod., 1 gr. 1.

30e jour. Hémoglobine, 73 grammes.
Pouvoir oxydant, 140 c. c.
Matériaux solides, 75 grammes.
Phosphates, 1 gramme.
Chlorure, 1 gr. 2.

40e jour. Hémoglobine, 77 grammes.
Pouvoir oxydant, 149 centigrammes.
Matériaux solides, 78 grammes.
Phosphates, 1 gr. 6.
Chol. sod., 2 grammes.

D'après les recherches du même observateur (1) on sait que dans une pneumonie franche qui suit son cours régulier, sans qu'on intervienne par des émissions sanguines, l'hémoglobine qui avait baissé graduellement sous l'influence de la lésion pulmonaire, commence à augmenter vers le quatorzième et le quinzième jour de la maladie, tandis que chez le malade qui a subi une perte de sang, on ne voit cette augmentation survenir que vers le vingt-quatrième jour.

Même résultat pour la pneumonie typhoïde ; dans celle-ci, l'ascension du chiffre de l'hémoglobine dans le premier cas

(1) *Chimie biologiq.*, Paris, 1880.

apparaît vers le vingt-cinquième jour, tandis que si l'on ouvre la veine, l'augmentation n'est guère sensible que du trente-sixième au quarantième jour. Il y a donc un retard dans le retour du sang à sa composition normale, retard qui s'accentue d'autant plus que le malade aura été saigné plus souvent et plus abondamment; mais le fait d'un retard passager dans l'arrivée de la convalescence ne doit pas entrer en ligne de compte quand il s'agit de porter remède à des phénomènes aussi menaçants que ceux que nous avons décrits plus haut; les deux observations que nous avons données, montrent avec évidence, que même dans la forme typhoïde de la pneumonie, l'intervention immédiate est un devoir, et que, pour produire l'effet désiré, il n'est pas nécessaire d'arriver à une spoliation abondante.

Andral (1) avait déjà avancé que l'indication doit se tirer beaucoup moins de l'état du pouls que de l'état de la respiration : « La saignée, dit-il, a eu des avantages chez des individus dont le pouls est petit, concentré, la face pâle, les extrémités presque froides, mais chez lesquels la respiration est très gênée. »

L'observation suivante que nous devons à M. Rendu, médecin des hôpitaux, plaide dans le même sens, elle prouve l'urgence de la déplétion sanguine, même dans les formes adynamiques, lorsque l'asphyxie est imminente. On verra encore que pour parer au danger immédiat, il a suffi de tirer une petite dose de sang et que la convalescence du malade a paru se faire dans les conditions habituelles.

Observation I. — Pneumonie adynamique: bons effets de la saignée: guérison.

(1) *Clinique Médicale.*

Le nommé Dufour, âgé de 21 ans, est amené à l'hôpital Ténon, salle Gérando n° 11, le 7 janvier dernier. Il est dans un état de dyspnée et de prostration excessives. Il raconte seulement qu'il a été pris d'un point de côté et d'une fièvre intense six jours auparavant. Ventouses sèches et potion cordiale.

Le lendemain matin, l'état général était encore aggravé en apparence. Le malade était cyanosé, les yeux excavés, les points lacrymaux suppurants. La respiration était haletante, à 48 ou 50 par minutes : le pouls mou, dépressible, très fréquent, de 120 à 130. On entendait à distance de gros râles muqueux qui ressemblaient à un commencement de râle trachéal.

Les signes physiques fournis par l'exploration de la poitrine indiquaient une large pneumonie gauche: tout le poumon, de ce côté. était en arrière le siège d'un souffle tubaire intense, qui vers la base faisait place à de l'absence de bruits vésiculaires ; en avant, de gros râles muqueux indiquaient un état de bronchite et de congestion pulmonaire très prononcé. Le poumon droit, moins malade que le gauche, était cependant loin d'être normal : on entendait à la partie moyenne, vers la racine des bronches, un souffle doux voilé, et partout ailleurs le bruit respiratoire était très faible, mélangé à des râles muqueux.

Le diagnostic n'était pas douteux : il s'agissait d'une hépatisation presque totale du poumon gauche, avec congestion considérable du poumon droit : on pouvait même se demander s'il n'y avait pas un point de pneumonie centrale à droite.

Mais si la diagnostic anatomique pouvait laisser quelques doutes, le pronostic ne paraissait que trop certain : l'état d'adynamie profonde du malade, son teint plombé cyanique, des crachats rares de couleur de réglisse, l'oppression des forces, la dyspnée excessive, tout semblait présager une pneumonie mortelle à très cour te échéance.

Malgré la petitesse du pouls, qui semblait contre indiquer les émissions sanguines une saignée fut ordonnée, en raison de l'état asphyxique du malade. On dut piquer successivement la veine médiane céphalique droit et la basilique gauche ; le sang, épais et noirâtre, coulant fort mal, et ce ne fut que très difficilement que l'on put recueillir 150 grammes de sang environ. Concurremment le traitement suivant fut institué : 2 pots de thé au rhum, potion avec 4 grammes d'acétate d'ammoniaque, 4 grammes de teinture de canelle et 40 grammes d'eau-de-vie : larges cataplasmes sinapisés sur la poitrine en avant et en arrière.

Le soir, il y avait un changement appréciable dans l'état du malade. Son teint était moins cyanosé, et il répondait mieux aux questions : l'oppression était également un peu moindre, et la température avait baissé de 4/10 de degré sur celle du matin. (39°,2).

11 *Janvier*. La nuit a été relativement moins mauvaise quoiqu'il y ait eu du subdelirium : ce matin le malade n'est pas plus cyanosé, mais son état général reste très grave : le pouls est à 130, la température a monté de près d'un degré depuis la veille (40°,5) les yeux sont toujours excavés et les points lacrymaux suppurants. Cependant, le pouls est plus plein, et la dyspnée un peu moindre (44 respirations). Mêmes signes stéthoscopiques ; râles plus abondants aux deux bases. Souffle toujours très intense à gauche, lointain et voilé à droite (même prescription).

12 *Janvier* (9e jour de la pneumonie) on constate une notable détente ; le thermomètre et brusquement tombé de 40°,2 à 38°,2 : le pouls est à 100, la respiration à 30. Quoique les yeux soient encore creux et le teint plombé, il n'y a plus de cyanose. L'auscultation fait entendre, à côté du souffle qui reste large, mais plus ample et moins tubaire, des râles crépitants et muqueux de retour. La défervescence est survenue.

A partir de ce moment, malgré la persistance du souffle au sommet gauche, et de phénomènes congestifs, la convalescence se poursuit sans incident.

M. Rendu fait suivre son observation des considérations suivantes :

« Ici, sans aucun doute, on ne saurait invoquer l'efficacité exclusive de la saignée, puisque concurremment l'alcool à haute dose et les excitants diffusibles ont été employés. Mais il me paraît évident, pourtant, que la saignée a joué la plus heureuse influence sur la guérison de ce malade. Pour tous ceux qui l'ont vu le matin du 10 janvier, c'était un homme à peu près perdu, et qui semblait entrer dans la période agonique. L'asphyxie pulmonaire était commencée : les extrémités étaient froides, les lèvres et les ongles cyanosés, le malade, inconscient ne pouvait ni répondre à aucune question, ni s'asseoir dans son lit. L'état d'engorgemen évident de la circulation a été le principal motif de la prescription de la saignée, et dès le soir, le pouls, quoique très faible encore et presque ondulant, avait repris un peu de plénitude. La saignée, dans ce cas, a permis au malade d'attendre l'évolution normale de sa pneumonie : je reste persuadé que sans cette déplétion sanguine, il aurait succombé. »

En résumé, nous pensons que la pneumonie n'est point une maladie toujours égale, toujours semblable à elle-même, qu'elle peut offrir des variétés très grandes et par conséquent qu'il serait irrationnel de lui appliquer un traitement uniforme dans tous les cas. La saignée, pas mieux que les autres médications, ne pourra répondre à toutes les indications, car elle est incapable d'abréger la durée de la maladie, incapable de hâter la résolution de l'exsudat.

Mais par son action soudaine et nettement déplétive, elle peut remédier à des phénomènes d'une gravité extrême, et c'est à ce point de vue qu'on doit la conserver dans la pratique. On l'utilisera donc lorsque la dyspnée est intense, la température élevée, et qu'on peut craindre des phénomènes d'asphyxie ; et à plus forte raison, devra-t-on y recourir lorsque la phlegmasie surviendra dans un organe dont les fonctions sont déjà amoindries par des lésions antérieures, ou par un état passager, comme la grossesse.

Les phénomènes cérébraux, tenant à une stase encéphalique, nécessiteront aussi son emploi immédiat. Il ne sera pas nécessaire de recourir chaque fois à une spoliation très grande, car, à côté d'avantages incontestables, la phlébotomie présente des inconvénients non moins certains, surtout si on la pousse aux extrêmes. Non seulement elle retarde la convalescence en provoquant l'anémie et la faiblesse, mais encore, par la profonde atteinte qu'elle porte à l'organisme du pneumonique, elle augmente la chance qu'a la phlegmasie de passer à l'état d'hépatisation grise (Dietl, Jaccoud), elle favorise la production des symptômes adynamiques et la dégénérescence des organes, surtout du myocarde (Perl); aussi ne faut-il s'en servir qu'en cas de nécessité absolue lorsqu'on se trouve en face d'organismes affaiblis et débilités. On ne l'emploiera jamais chez les enfants et bien rarement chez les vieillards. Ces réserves faites, nous pensons que c'est un moyen parfois héroïque, sinon contre la pneumonie elle-même, au moins contre les accidents de la pneumonie.

§ 2. — Inflammation des séreuses.

Nous réunissons dans un même paragraphe, les inflammations aiguës des membranes séreuses, parce qu'elles donnent lieu le plus souvent à des indications identiques, Bichat l'avait déjà remarqué, lorsqu'il recommandait les émissions sanguines locales, dans ces sortes d'inflammation, et rejetait la saignée qui, disait-il, doit être employée plus spécialement dans les phlegmasies des parenchymes. — Les sangsues, les ventouses scarifiées lui paraissaient suffire le plus souvent à combattre l'afflux sanguin exagéré qui survenait dans l'inflammation de simples membranes. On doit accepter d'une manière générale, le précepte de l'illustre auteur de l'*Anatomie générale*. Il y a cependant certaines circonstances qui pourront modifier ce qu'il y a de trop absolu dans cette division, pour la pleurésie surtout, puisque cette dernière maladie s'accompagne assez fréquemment de l'inflammation du parenchyme pulmonaire.

On comprend que nous ne puissions passer en revue toutes les séreuses de l'économie, et comme nous avons parlé déjà de la péricardite, notre étude se bornera aux membranes qui tapissent les trois grandes cavités.

A. *Pleurésie.* — Nous avons indiqué précédemment, d'après Daremberg que la distinction entre les maladies de la plèvre et du poumon, avait été entrevue par Hippocrate, mais cette notion se perdit par la suite, et jusqu'au début de ce siècle, la confusion fut complète. Il suffit pour s'en convaincre de lire les développements que donne Sydenham à l'étude de la pleurésie, d'analyser les symptômes qu'il regardait comme caractériques de l'affection.

Du reste, dans la *Nosographie* de Pinel, la distinction n'est pas mieux établie, il fallait les travaux de Bichat et de Laënnec, pour arriver à une division nette et méthodique.

On comprend dès lors que nous bornions notre étude aux travaux qui se sont produits depuis la découverte de l'Auscultation.

Si l'emploi des saignées coup sur coup dans la pneumonie a donné lieu à des contestations de chiffres et à des polémiques violentes, il n'en fut pas de même, relativement à la pleurésie. Seule ou presque seule entre les maladies aiguës elle a largement bénéficié des méthodes dites spoliatrices et s'est toujours fort mal trouvée de l'expectation méthodique.

Dans les deux statistiques que nous allons produire il n'y a plus de place possible à l'erreur puisqu'elles sont toutes postérieures à la découverte de Laënnec. Elles appartiennent, l'une à M. Bouillaud, l'autre à M. Andral, c'est-à-dire à un partisan déclaré de la méthode d'une part, à un crtique rigoureux et impartial de l'autre.

Toutes deux nous fournissent des résultats identiques comme on peut en juger par l'exposé suivant. Dans dix cas de pleurésie aiguë traités par les émissions sanguines (1) et les vésicatoires, la guérison eût lieu très rapidement. Dans les trois premiers cas il n'y eût même pas d'épanchement et la maladie fut véritablement jugulée. Aussi, Andral se croit-il autorisé pleinement à dire que, quelque soit le peu d'intensité d'une pleurésie, il faut toujours l'attaquer dès son début par les émissions sanguines. C'est d'ailleurs, le seul moyen de prévenir les épanchements séreux et consécutivement les fausses membranes et les adhérences. Dans les sept autres cas dont il est question, malgré la présence d'un épanchement, la guérison ne s'en fit pas moins très rapidement. Deux de ses malades n'eurent qu'une seule application de sangsues, les quatres autres furent seulement saignés. Andral croit devoir s'en tenir à ces quelques faits quoiqu'il en ait observé beaucoup d'autres qui ne sont, suivant son expression, que l'exacte répétition des précédents.

Passons maintenant à la statistique de M. Bouillaud elle n'est ni moins belle ni moins encourageante. Il a traité du mois d'avril 1834 au mois de mars 1836 vingt et un indi-

(1) Andral, *Clinique Médicale*, t. IV, p. 411, et suiv., Paris, 1834.

vidus atteints de pleurésie aiguë soit simple, soit compliquée de péricardite ou d'endopéricardite, et un seul de ces malades a succombé. Il supporta d'ailleurs fort bien les émissions sanguines et mourut de complications du côté du gros intestin. Au reste, la méthode des saignées coup sur coup répétées, ne fut jamais appliquée dans sa rigueur chez les pleurétiques, et, nous insistons sur le point, il fut toujours fait un large emploi des sangsues, ainsi que des ventouses scarifiées.

Comme Andral, M. Bouillaud (1) observa souvent des phénomènes critiques qui, comme les sueurs profuses, sont d'un pronostic favorable dans la marche régulière des phlegmasies Jamais il n'eut à redouter ces reliquats d'épanchements et ces fausses membranes organisées qui font le désespoir de la thérapeutique contemporaine. Aussi l'illustre Louis, qui saignait et ventousait ses pleurétiques, disait-il en pleine Académie, que la pleurésie n'entraîne jamais ou presque jamais la mort. Chomel, le grand ennemi de la méthode physiologique, saignait aussi les pleurétiques ainsi que notre immortel Cruveilhier que les leçons de l'anatomie pathologique qu'il avait en quelque sorte créée, n'empêchèrent jamais d'être un excellent thérapeutiste.

Une méthode qui s'appuyait sur des résultats aussi remarquables fut généralement adoptée aussi bien en France qu'à l'Etranger, et comme le fait observer fort judicieusement M. Peter, dans ses leçons cliniques, la plupart des médecins de province qui faisaient alors leurs études à Paris, n'ont eu garde de l'abandonner depuis, en présence des nombreux succès qu'elles leur donnent. Malheureusement une doctrine toute différente ne tarda pas à prendre pied dans les écoles

(1) Bouillaud, *Clinique Médicale de la Charité*, t. II, p. 254 et suiv., 837.

et l'on se mit à préconiser la temporisation ou ce que l'on appelait l'expectation méthodique. Tout au plus administrait-on quelques diurétiques, ou appliquait-on quelques vésicatoires à des époques indéterminées et sans grande confiance dans leur efficacité. Aussi la production des épanchements allait-elle son train dans la majorité des cas pour le moins, et c'est pour avoir vu leur fréquence et leur gravité que Trousseau (1) fit adopter pour leur évacuation, l'opération de la thoracentèse encore réservée aux cas extrêmes où les malades étaient menacés de syncope. De la sorte, on ne tarda pas à être parfaitement édifié sur l'innocuité des ponctions de la poitrine en tant qu'opération chirurgicale; de là à leur emploi dans les épanchements aigus, il n'y avait qu'un pas et il fut rapidement franchi pour le plus grand malheur des pleurétiques et le discrédit d'une méthode dans un certain nombre de cas excellente. La découverte des appareils aspirateurs ne fit qu'empirer le mal, car dès lors la méthode révulsive fut à peu près abandonnée et pour quelques succès éclatants, on eût bien des revers à enregistrer. Suivant M. Peter, le défenseur convaincu de la méthode antiphlogistique, il suffit de consulter la statistique mortuaire de la pleurésie dans les hôpitaux de Paris pour se convaincre de l'influence désastreuse de la thoracentèse dans les formes aiguës de cette maladie (2).

En conséquence le meilleur mode de traitement que l'on puisse appliquer à la pleurésie aiguë consiste dans les émissions sanguines sagement proportionnées aux forces du sujet

(1) Trousseau, *Clinique Médicale*, t. I., p. 756, Paris, 1873 édition de M. Peter.

(2) E. Besnier, voir compte rendu mensuel de la Commission des maladies régnantes; *Union Médicale*, 6 mai 1873.

et à l'intensité de la maladie. En général M. Peter s'abstient des saignées générales chez les malades des hôpitaux en raison de leur mauvais état général, mais il leur fait appliquer des ventouses scarifiées et des sangsues et plus tard un ou plusieurs vésicatoires. La saignée du bras sera réservée pour les sujets robustes et pléthoriques chez lesquels on n'aura pas à craindre un trop grand abaissement des forces. Il sera bon en même temps de couvrir le côté malade d'une couche protectrice de flanelle et de coton comme on fait pour toute autre inflammation aiguë dont on cherche à obtenir la résolution.

Malheureusement ces conseils si judicieux n'ont pas encore prévalu et M. le professeur Fonssagrives (1) se plaint avec raison que les évacuations sanguines ne jouent plus dans la pleurésie le rôle qui leur revient légitimement. Il pense que la saignée fait dans la circulation un vide qui favorise la résorption de l'épanchement et que l'emploi des sangsues et des ventouses est préférable à la saignée lorsque l'épanchement est considérable et constitue par lui-même une spoliation séro-fibrineuse de la masse du sang. Quoiqu'il en soit les pleurétiques sont généralement traités par l'expectaion pure et simple, heureux si on leur applique à un moment donné quelques vésicatoires ou si on leur administre des diurétiques. Enfin M. Woillez dans un livre remarquable, dont les éléments ont été réunis à la même époque où M. Peter préparait ses leçons cliniques, est presque aussi favorable que lui à la méthode des antiphlogistiques (1). Lorsque la fièvre est prononcée au début on doit

(1) *Traité des maladies de poitrine*, de Walter H. Walsche, trad. Fonssagrives, Paris, 1870, art. *Pleurésie* et notes du traducteur.

(2) J. Woillez, *Traité clinique des maladies aiguës des organes respiratoires*, Paris, 1872, p. 438 et suiv., et p. 327.

avoir recours aux moyens préconisés contre les inflammations. C'est à tort suivant lui que la saignée a été abandonnée quand on voit l'amélioration incontestable qui résulte de son emploi ainsi que de celui des émissions sanguines locales dans certaines pleurésies.

B. *Méningite.* — La Méningite aiguë franche est une maladie assez rare, et sa gravité est telle qu'il est légitime de lui opposer rapidement la médication la plus énergique. Parmi les moyens à employer en pareil cas, les émissions sanguines tiennent certainement la première place, aussi a-t-on conseillé de tout temps leur emploi de la manière la plus large, même chez les enfants (Senn, Martinet et Parent).

Chez les adultes, les auteurs modernes adoptent tous le même usage, mais ils en modèrent l'application en tenant un grand compte des conditions organiques générales dans lesquelles se trouve le sujet.

Jaccoud (1) Hammond (2) recommandent les saignées générales répétées si le sujet est vigoureux, si le pouls est plein et dur, la céphalalgie intense, le délire furieux. Hammond préférerait cependant comme étant d'un usage plus général à tous les cas, l'emploi des sangsues derrière les oreilles, sur le côté des narines, les ventouses scarifiées à la nuque.

Rosenthal (3) est plus modéré dans son appréciation, sans rejeter l'emploi des émissions sanguines, il ne les réserve

(1) S. Jaccoud, *Traité de pathologie interne,* t. I, Paris, 1870, p. 216.

(2) W. Hammond, *Traité des maladies du système nerveux,* traduction de Labadie Lagrave, Paris, 1879, p. 225.

(3) M. Rosenthal, *Traité clinique des maladies du système nerveux,* traduction de Lubanski, Paris, 1878, p. 26.

que dans certaines circonstances et dans tous les cas ne permet que les applications locales (sangsues aux tempes ou aux apophyses mastoïdes).

Nous ajouterons que ces différents moyens convenables dans la première période (période d'excitation) offrent peu d'utilité lorsque le coma est survenu.

Dans la méningite tuberculeuse, les auteurs s'accordent à dire que toute perte de sang doit être évitée.

C. *Péritonite.* — Il est peu de maladies, disent MM. Hardy et Béhier (1), dans lesquelles les résultats du traitement diffèrent plus que dans la péritonite, selon que la thérapeutique est instituée de bonne heure ou tardivement. Cela sera facile à comprendre quand on se reportera à ce que sont les altérations anatomiques. En effet, une fois l'épanchement devenu très abondant ou purulent, une fois les fausses membranes devenues épaisses et étendues, les lésions résultant de l'inflammation aident encore par leur présence à l'entretenir.

C'est dire que le traitement local sera peu efficace, si l'on se trouve en présence de ces péritonites consécutives à des perforations, ou survenant d'emblée au milieu d'accidents puerpéraux et dans lesquelles les symptômes revêtent d'emblée la forme typhoïde des maladies infectieuses.

Mais le résultat sera bien différent s'il s'agit de plegmasies primitivement localisées en un point de la cavité et pouvant en cas d'expectation systématique ou de traitemen irrationnel, s'étendre à toute la séreuse. Ce résultat sera d'autant plus surprenant que l'intervention aura été plus hâtive.

(1) *Traité de Pathologie int.*, t. 2, p. 566, 2e édition.

Consécutivement à l'arrêt d'un corps étranger ou d'une masse fœcale dans le cœcum, ou encore à la suite d'une chute, d'un accouchement ou d'une opération pratiquée sur les organes contenus dans le petit bassin, une malade es prise d'une douleur dans un point limité du ventre, cette douleur est vive, aiguë, pongitive, les plus petits mouvements, la pression la plus légère redoublent son intensité, elle présente de temps à autre, même dans le repos le plus absolu, des exacerbations qui font pousser des plaintes, aussi la physionomie trahit-elle l'anxiété la plus vive. Puis la fièvre s'allume, il y a bientôt des éructations gazeuses, présage de vomissements prochains, tout semble annoncer l'évolution des phénomènes graves qui accompagnent l'inflammation de la grande séreuse abdominale. — Si vous arrivez dès le début avant l'envahissement total, et surtout si vous agissez hardiment, largement par une application de vingt, trente sangsues sur le point douloureux, vous pourrez voir en peu de temps, la situation se modifier complètement.

Quelque fois la douleur disparaît ou est notablement amoindrie quinze à vingt minutes après l'émission sanguine locale (Peter) et comme cette douleur est l'expression du travail inflammatoire, sa diminution ou sa disparition implique au moins la diminution, sinon la disparition du travail inflammatoire.

Cette amélioration si prompte, ce changement immédiat sembleraient indiquer qu'il est plus facile d'agir sur la circulation abdominale que sur toute autre circulation locale, et qu'une excitation de la surface cutanée, retentit plus efficacement sur l'innervation des viscères profonds et de leur enveloppe.

Dans les inflammations péritonéales qui surviennent dans les suites de couches, il arrive parfois que les malades sont dans une anémie extrême, anémie qui résulte de la longueur d'un travail laborieux, suivi d'une perte plus ou moins abondante. Cet état d'appauvrissement du sang n'empêche en aucune façon le développement des accidents puerpéraux, il semblerait même les favoriser en cas d'épidémie. Même dans ces conditions, les émissions locales sont indispensables, seulement en raison de l'anémie, elles seront un peu plus parcimonieuses, mais elles pourront encore enrayer le développement des accidents.

Les ventouses scarifiées ont paru plus utiles à certains praticiens, en raison de la facilité qu'elles procurent de pouvoir doser en quelque sorte l'émission sanguine, mais il faut remarquer que l'intensité de la douleur permet bien rarement leur emploi, et même lorsque la sensibilité n'est pas aussi exquise, le soulèvement violent de la paroi abdominale par le vide de la ventouse est souvent intolérable. — Aussi pensons-nous qu'il est préférable de recourir aux sangsues.

Les émissions sanguines locales constitueront donc la médication de la première heure.

Dans les suites de couches, l'étude de la température locale de l'utérus peut devenir encore une source d'indications, ainsi que le prouve le fait suivant :

Observation II. — Rose M..., 23 ans, entra le 11 février 1879, dans la salle Notre-Dame (service de M. Peter), elle accouche normalement le soir même de son entrée.

Le 14 février, il y a du malaise général, de l'abattement, de la prostration, sans détermination douloureuse.

Cet état se continue les jours suivants :

Le matin : Température axill., 38°,9. — Température utérine, 39°,4.

Le 17. T. A., 39°,2,
T. U., 39°,1.

Le 18. T. A., 40°,1.
T. U., 41°.

Malgré l'absence de douleurs, on applique des ventouses à l'hypogastre.

Le 19, T. A., 38°.
T. U., 38°,7.

Il y eut donc consécutivement à l'emploi local des émissions sanguines, abaissement notable de la température utérine.

La malade s'améliora progressivement et put sortir en bon état.

§ 3. — INFLAMMATIONS AIGUES DU PHARYNX ET DU LARYNX.

L'usage des émissions sanguines dans ces maladies remonte aux premiers temps de la médecine. Il s'est perpétué à travers les âges, en variant plus ou moins ses procédés jusqu'à notre époque. Il faut pourtant reconnaître que l'emploi de ce moyen thérapeutique est de nos jours singulièrement restreint, et c'est avec un certain étonnement que l'on trouve, même dans des travaux relativement récents, la pratique des émissions sanguines appliquées à toutes les angines, par exemple.

Mestivier, dans un mémoire sur la Saignée des veines ranines dans les maladies du pharynx (*Bull. de Thérapeut.*, 1857), a fait un historique très complet de la question; historique que nous résumerons très brièvement, renvoyant pour les détails au travail original. Nous aurons du reste beaucoup à y ajouter pour les travaux de notre siècle.

Dans l'esquinancie, Hippocrate ouvrait les veines sublinguales seulement; et, c'est un précepte qui a eu cours longtemps dans la pratique, il voulait que cette opération ne fût faite qu'après une ou plusieurs saignées du bras. Celse, dans les maladies du larynx et du pharynx, prescrit la saignée de la jugulaire, les scarifications autour de la luette et la saignée des ranines. Galien donne les mêmes indications, et Cœlius Aurelianus y ajoute, si l'inflammation est très aiguë, les larges scarifications de la langue, des pilliers et du palais. La saignée était encore pour Alexandre de Tralle le moyen héroïque dans l'esquinancie ; si la respiration et la déglutition étaient notablement gênées, il ouvrait les sublinguales et même les jugulaires.

Dans le moyen âge on voit, pendant chaque siècle, préconiser cette méthode thérapeutique. Rhazès (dixième siècle), Avicenne (douzième), Lanfranc (treizième), Guy de Chaulieu (quatorzième) en parlent avec avantage ; Forestus (seizième) l'employait dans toutes les maladies de la bouche, même les aphthes, la grenouillette et les paralysies de la langue. Rivière, Tulpius, Sydenham (dix-septième siècle), van Swieten associaient encore, à l'exemple d'Hippocrate, les émissions sanguines locales et la saignée du bras ; puis la saignée des ranines, en particulier, tomba en désuétude, et Recolin (*Mém. de l'Acad. de chirurgie*, t. IV) dit que la saignée de ces veines est d'un faible secours et a beaucoup d'inconvénients.

Laissons de côté le commencement de notre siècle ; la médecine physiologique ne pouvait manquer d'appliquer la saignée à des accidents aussi nettement inflammatoires que les laryngites, pharyngites, angines aiguës de toute nature, et arrivons immédiatement à une période relativement récente (1857) marquée par les mémoires originaux de Mestivier et d'Aran.

Depuis quelques années déjà, la réaction contre la médecine broussaisienne était faite. Cependant, en plusieurs points de la France, dans l'ouest surtout, on persistait à opposer aux angines les saignées locales et générales. En 1841 Renoud, de Soumans (Creuse), adressait au comité de rédaction du *Journal de médecine et de chirurgie pratique* une lettre dans laquelle il indiquait, comme moyen universellement employé dans le pays, la saignée des ranines, comme traitement héroïque de l'angine tonsillaire. Il l'employait, personnellement, dans presque tous les cas, et signalait l'avantage considérable de ce moyen sur les sangsues : c'est qu'il ne laisse pas de cicatrices.

En 1857, le *Bulletin de thérapeutique* publia le travail de Mestivier. S'appuyant sur des milliers d'observations, sur plus de mille cinq cents saignées des ranines faites par son père dans une pratique de vingt ans, sur l'usage universel de cette opération dans un pays (1) où les angines sont extrêmement fréquentes à cause du voisinage de l'Océan, Mestivier pose les règles de l'intervention dans les angines aiguës :

« La saignée des ranines seule est nuisible chez les pléthoriques; elle est utile avant, pendant et après une saignée du bras.

» Chez les femmes, les enfants et les sujets lymphatiques, elle est utile par excellence.

» C'est un moyen abortif tout puissant dans certaines et peut-être dans toutes les angines malignes. »

Ces conclusions semblent déjà bien absolues et bien hasar-

(1) Voisinage de Bordeaux.

dées ; cependant Aran les trouvait encore trop modérées (1). « Toutes les maladies aiguës inflammatoires des voies digestives et respiratoires supérieures sont remarquablement modifiées par les saignées. Le soulagement dans la stomatite, la glossite, la laryngite, est des plus remarquables ; mais c'est bien certainement dans l'angine inflammatoire, quel que soit son siège, amygdales, voile du palais, pharynx, que triomphe la saignée des veines ranines. » Pour Aran, la saignée générale, celle des jugulaires ont bien moins d'effet que la saignée des ranines, et il conteste l'opinion de Mestivier, que les émissions locales soient nuisibles chez les pléthoriques, si elles ne sont accompagnées de saignées générales. Pour lui, l'effet est toujours excellent, immédiat et durable, et, si quelquefois le résultat n'a pas été satisfaisant, c'est que la perte de sang n'a pas été assez copieuse ; aussi il remplace la pratique ancienne de sectionner les ranines en travers, ce qui donne peu de sang, par l'incision longitudinale de la veine faite en deux temps et sur une longueur de 1 centimètre à 1 centimètre et demi, saignée toujours bilatérale et accompagnée de gargarismes d'eau tiède pour favoriser pendant un quart d'heure au moins l'écoulemens du sang. Ajoutons cependant que, pour les angines « malignes », Aran se montre plus réservé : « Il n'a jamais osé augmenter par une perte de sang les accidents adynamiques ; mais s'il y avait des accidents inflammatoires bien tranchés, il emploierait encore les émissions sanguines locales. »

Un médecin exerçant, comme Mestivier, dans l'ouest de la France, dans un pays où la saignée des raninet

(1) De l'emploi de la saignée des veines ranines dans le traitement des maladies du pharynx, du larynx, etc., et du meilleur procédé à suivre dans cette petite opération. *Bull. de thérap.*, 1857.

est populaire aussi, en Vendée, vint donner à Aran l'appui d'une pratique de trente ans. Charrier (1) aussi n'emploie contre l'angine inflammatoire que la saignée des ranines, il a pratiqué un millier de fois cette opération, toujours avec avantage, et il n'y adjoint la phlébotomie que s'il y a des indications spéciales, extrêmement rares du reste. Pour lui, dans l'angine couenneuse, cette opération ne produit absolument rien; rien non plus dans l'angine gangréneuse; elle augmente plutôt les accidents adynamiques.

Champouillon (2), laissant de côté la saignée des ranines, renouvela un procédé de thérapeutique vanté par Asclépiade, les mouchetures et même les vastes scarifications de l'isthme du gosier. Ayant eu à soigner un officier gravement menacé de suffocation par une amygdalite double, malgré l'emploi d'un vomitif et de deux saignées; l'asphyxie étant imminente, il sillonna les amygdales et la voute palatine de scarifications nombreuses, Le soulagement fut presque immédiat et la résolution marcha avec une telle rapidité que Champouillon fit de ce moyen le traitement de toutes les amygdalites d'une certaine importance : 79 fois sur 83 ce procédé a fait disparaître le mal au bout d'un jour et demi en moyenne. C'est alors, selon lui, l'idéal de la thérapeutique de l'angine tonsillaire aiguë « à toutes ses périodes ».

Nous devons dire que Champouillon avait été précédé dans cette voie thérapeutique par Gérardin, qui en 1837 publiait dans la *Gazette médicale de Paris* une note favorable aux scarifications de l'amygdale. Dans ce travail, l'auteur faisait ressortir la supériorité de ce moyen sur l'emploi

(1) De la valeur et des indications de la saignée des ranines dans les diverses espèces d'angine, *Bull. de thérap.*, 1857,

(2) *Gaz. des hôpituux*, 1864.

des sangsues et lui attribuait, entre autres propriétés, celle d'empêcher l'inflammation de passer à l'état chronique.

En résumé, nous voyons la pratique hippocratique se perpétuer jusqu'à nos jours où Mestivier (1857) s'en montre le dernier défenseur. Puis les saignées locales déjà depuis longtemps en usage sous diverses formes, sangsues, scarifications, saignées des ranines et des jugulaires, indiquées dans toutes les maladies de la bouche, du larynx et du pharynx par Aran, dans toutes les amygdalites par Champouillon. De nos jours la pratique est moins générale; en réalité, la maladie passe généralement sans traitement (dans les formes légères ou moyennes), ou du moins les gargarismes émollients, le repos, la respiration d'un air tiède et humide, des compresses froides (Lasègue) ou des cataplasmes tièdes autour du cou suffisent en général.

Mais si l'on peut traiter légèrement les formes simples et bénignes, il est aussi des formes dans lesquelles l'inflammation très intense réclame une intervention plus active. Le tableau clinique de l'angine inflammatoire simple est quelquefois vraiment inquiétant. Le malade semble suffoquer, il ne peut ingurgiter aucun liquide, la dyspnée est considérable, et, dans le cas cité par Champouilon l'asphyxie semblait prochaine. Y a-t-il lieu, en pareil cas, de faire intervenir les émissions sanguines ?

Sur ce point délicat de thérapeutique les auteurs contemporains ne paraissent pas tous partager les mêmes opinions ni mettre en usage une même pratique. Le professeur Peter, dont l'article *Angine* du Dictionnaire encyclopédique fait autorité dans la question, est d'avis que les évacuations sanguines ne sont applicables que dans les formes aigues et dans l'angine phlegmoneuse en particulier.

L'angine herpétique, si bien décrite par Gubler, (1) serait aussi, suivant cet auteur, justiciable dans certains cas des émissions sanguines locales. Suivant nous, au point de vue thérapeutique, cette forme rentrerait dans la même catégorie d'affections. C'est, en somme, une éruption spécifique de peu d'importance, mais qui, par sa présence dans la région pharyngée, y détermine un afflux sanguin capable d'aboutir à une véritable phlegmasie et à la formation d'un abcès. Nous ne saurions donc la séparer d'avec la précédente, au point de vue qui nous occupe. Suivant M. Peter (2) ni les antiphlogistiques directs comme les sangsues, ni les antiphlogistiques indirects comme le calomel ou l'émétique, n'ont pu faire rétrograder la phlegmasie, ni empêcher la formation du pus. M. Lasègue (3) partage absolument la même opinion. Suivant lui, cette thérapeutique mal motivée n'a pas même l'excuse de l'empirisme. Plus les antiphlogistiques sont actifs, plus ils sont nuisibles. Dans les cas compliqués de symptômes menaçants, dont nous avons parlé ci-dessus, il faut se contenter de scarifications qui agissent plus en diminuant la tension des parties qu'en donnant issue à une quantité de sang toujours peu considérable. Dans des cas de dyspnée extrême, on a scarifié les amygdales et même fait l'amputation de la luette avec succès (4). Il est survenu une détente favorable qu'on doit mettre avant tout sur le compte de la disparition de l'œdème des parties. Dans les cas de ce genre, les anciens ouvraient les ranines, comme

(1) Gubler, Mémoire sur l'herpès guttural (angine couenneuse commune), *Union médicale*, 1857.

(2) *Loc. cit.*, t. IV, p. 699.

(3) Lasègue, *Traité des angines*, pages 225 et suiv. Paris, 1868.

(4) Chauffard et Pécholier, *Revue de thér. du Midi*, 1858.

Aran (1) l'a fait de nos jours avec succès dans un cas d'asphyxie imminente. M. le docteur Desnos (2), auquel sa longue pratique dans les hôpitaux d'enfants, donne sur ce point une grande autorité, n'est point aussi éloigné des émissions que les deux maîtres dont nous venons de résumer les préceptes. D'après lui, la réaction qui a fait tomber la doctrine du Val-de-Grâce a emporté du même coup la thérapeutique traditionnelle de l'esquinancie. Cette réaction, à son avis, pourrait dépasser le but. Il serait donc sage de revenir à des usages qui, pour être moins exclusifs, n'en sont pas moins sages et de ne pas se priver systématiquement d'un moyen qui, judicieusement manié, peut rendre de grands services (loc. cit. p. 134).

On conseillait donc des émissions générales et locales, — les premières au pied et au bras (saignées); les secondes au niveau de la région malade (sangsues et ventouses). Et, véritablement, il est des cas où une intervention très active est de rigueur, et M. Lasègue n'a pas tout à fait raison quand il dit (*loc. cit.* p. 226) que « la suffocation par l'angine phlegmonneuse reste à l'état d'imminence et qu'elle est plus terrifiante par ses apparences que dangereuse au fond. » Quoi qu'il soit assez rare que l'angine phlegmonneuse ait déterminé la mort, Vidal (3) cite pourtant quelques observations de ce genre qu'il est bon de ne pas oublier. Ainsi Morgagni vit un homme de 33 ans succomber au bout de trois jours. Rilliet et Barthez (4) parlent d'une jeune fille de 13 ans qui mourut suffoquée le troisième jour de la ma-

(1) *Gazette des hôpitaux* et *Bull. de thérap.*, 1857.

(2) *Dict. de méd. et chir. prat.*, art. Amygdales, t. II, p. 135.

(3) Art. Amydales du *Dict. encyclop.*

(4) Rilliet et Barthez, *Maladies des enfants*, p. 227, 1853.

ladie. Dans un cas de Loude, le pus suivit les veines et pénétra dans la poitrine. Grisolles vit un cas d'hémorrhagie foudroyante due à l'ulcération de la carotide interne par extension d'une amygdalite suppurée. Enfin, un de nos collègues des hôpitaux de Lyon nous citait une observation de mort rapide par dyspnée dans le cours d'une angine simple, sans que l'autopsie ait pu révéler la cause d'un pareil dénouement.

Aussi, avec M. Desnos, croyons-nous, dans ces cas-là, à l'efficacité des émissions sanguines chez les sujets très robustes et à réaction violente du système circulatoire ; les émissions sanguines générales abrégeront la durée de la maladie et procureront au malade un soulagement marqué. Les émissions locales peuvent être adjointes aux précédentes ou être mises seules en usage. On les appliquera, soit au siège même du mal (sangsues à l'angle de la mâchoire et à la partie postérieure du cou), soit dans une région très éloignée, à l'anus, par exemple.

Ce dernier moyen a bien ses avantages dans certaines circonstances, car, au cou, la cicatrice produite par les sangsues est toujours ineffaçable, et la blessure peut être parfois le point de départ d'une phlébite, d'un érysipèle ou d'un abcès. Posées en trop petit nombre à la région cervicale, les sangsues augmentent la congestion des parties. Il faut toujours en appliquer quatre ou cinq pour le moins de chaque côté. M. Desnos préconise également la scarification des tonsilles ; mais il ne mentionne que pour mémoire l'application directe des sangsues sur les amygdales, suivant la méthode de Bosquillon et de Broussais, ainsi que la saignée des ranines dont nous avons apprécié plus haut la valeur.

En terminant, qu'il nous soit permis de formuler notre avis sur ce point de pratique journalière que l'extrême fréquence des angines simples, dans la ville que nous habitons, nous a permis de juger par nous-mêmes. Toujours, dans les cas graves avec dyspnée intense et congestion de la face, des sangsues en nombre variable, ont été appliquées sur le cou, et il est bien rare qu'on n'ait pas eu à se féliciter presque immédiatement d'avoir agi de la sorte. Cette application a toujours été suivie d'une détente presque immédiate avec disparition des phénomènes asphyxiques. Aussi, n'est-ce pas sans raison qu'on y a fréquemment recours dans les hôpitaux de Lyon.

Nous ne croyons pas qu'une telle pratique puisse avoir pour résultat d'arrêter la marche de la maladie, résultat qui n'est pas mieux obtenu par la saignée générale ; on a renoncé généralement au traitement abortif pour arrêter, dans sa marche, une angine phlegmoneuse et empêcher ainsi la production du pus. La durée de la maladie n'en sera point abrégée, puisque les recherches statistiques de Louis nous montrent que la maladie ainsi traitée dès le début durait neuf jours au lieu de dix et un quart.

Une autre méthode que nous emploierions volontiers c'est l'usage de scarifications pratiquées sur la muqueuse du pharynx, dont nous avons parlé prédemment. Champouillon y avait recours dans toutes les angines, et récemment encore elle a été préconisée par M. Damaschino (1). Cet auteur conseille de se servir du bistouri, avec lequel on fera des ponctions multiples sur les points où la tuméfaction est la plus forte. Le soulagement est parfois immédiat ; il y a

(1) *Maladies des voies digestives*, Paris, 1880.

une détente dans la tension si pénible des parties phlogo-sées et les malades réclament d'eux-mêmes une nouvelle application, bien que l'amendement ne soit que momentané.

Il ne s'agit ici que des angines franchement inflammatoires, à réactions générales vives et présentant une tendance à la suppuration, car, dans les angines spécifiques, et plus particulièrement dans l'angine diphtéritique, on s'abstiendra absolument de toute émission sanguine, sous aucune forme. La notion de la spécifité doit dominer toute intervention médicale; la médication spoliatrice est non seulement inutile, mais essentiellement nuisible dans une maladie septique, où la tendance à l'adynanie est le caractère prédominant ; elle ne pourrait que jeter l'économie dans un état de prostration considérable, alors même, selon Trousseau, qu'aucune cause de débilitation n'est intervenue.

B. *Pyrexie.*

Affections typhiques (typhus et fièvre typhoïde).

Avec les notions si précises que nous possédons aujourd'hui sur l'état du sang dans les maladies infectieuses (1), on se fait difficilement à l'idée que les émissions sanguines leur aient été jamais appliquées. Pourtant, cette pratique a eu cours pendant des siècles, et comme le remarque fort judicieusement Grisolles (2), la méthode antiphlogistique a toujours compté quelques partisans. Elle fut même au siècle

(1) Coze et Feltz. *Recherches cliniques et expérimentales sur les maladies infectieuses.* Paris, 1872.

(2) *Pathologie interne*, 1865, p. 53.

dernier employée sans mesure par Botal et par Chirac (3), comme elle devait l'être au commencement du nôtre par Broussais et son école. Il suffit, pour se rendre compte des fluctuations qui ont régné dans la pratique sur cette question difficile de thérapeutique, de parcourir le beau chapitre consacré par Sydenham à l'étude de ces maladies. Ainsi dès l'année 1675, à propos des pleurésies secondaires dont elles furent fréquemmment compliquées, tout en recommandant l'emploi de la saignée, il insiste pour qu'on ne tire pas beaucoup plus de sang en raison du symptôme qu'on en aurait tiré à raison de la fièvre qui le produit. Car, ajoute-t-il encore, si la fièvre est de telle nature que la saignée y convienne, on pourra la réitérer dans la pleurésie qui est un symptôme de cette fièvre; mais si la saignée ne convient pas dans la fièvre, elle ne conviendra pas non plus et même sera nuisible dans la pleurésie qui en dépend (4). Comme on le voit, ces remarques judicieuses ne s'appliquent qu'aux saignées générales que nous proscrivons tout comme lui et non pas aux émissions locales et modérées que nous croyons être les seules applicables dans certains cas bien définis. La doctrine thérapeutique de Sydenham a été celle de presque tous les pyrétologistes jusqu'à nos jours (Verlhoff, Zimmermann, Rœderer et Wagler, Pringle, etc.). Au reste, il n'est pas douteux qu'à une époque où la fièvre typhoïde elle-même n'était point encore séparée ni d'avec les typhus ni d'avec les autres fièvres continues, il fut facile de se méprendre sur le caractère de ces maladies et qu'on ait

(1) Botal. *Opera omnia*, Leyde, 1660. — Chirac, *Traité des fièvres malignes et des fièvres pestilentielles qui ont régné à Rochefort en* 1694.

(2) Sydenham, *Médecine pratique de Sydenham*, avec notes, trad. par Jault; t. I, pages 308 et suiv. Montpellier, 1816.

pris pour des affections purement inflammatoires celles dans lesquelles l'élément putride ou adynamique ne prédominait pas (1). Avec Broussais nous voyons apparaître la théorie de l'irritation et de l'inflammation et comme conséquence, la pratique des émissions sanguines sur une large échelle (2). A cette même époque, Louis, complétant les résultats anatomiques obtenus par Petit et Serres, par des observations cliniques rigoureuses, établit définitivement la fièvre typhoïde comme entité morbide réelle dans le cadre nosologique. De cette époque date véritablement l'histoire positive de cette maladie. Ce n'est qu'à partir de cette période que l'on peut dire quel traitement lui a été appliqué sans avoir la crainte d'englober dans une même statistique d'autres affections congénères.

Malheureusement ces notions saines et rigoureuses mirent de longues années à se répandre et la doctrine triomphante de Broussais pesa lourdement sur la thérapeutique appliquée. Son immense talent d'exposition, la rigueur apparente de ses déductions en imposèrent même à ses adversaires les plus acharnés, et plusieurs d'entre eux, avec modération sans doute, suivirent à quelque distance ses principaux errements. Ainsi, Chomel (3) croyait à l'efficacité d'une première saignée, qu'il répétait rarement une seconde fois. Louis (4) s'est déclaré également partisan des saignées

(1) Lacassagne. *De la Putridité morbide.* Thèse d'agrégation. Montpellier, 1852.

(2) Broussais, *Examen des doctrines médicales*, Paris, 1821. — *De l'Irritation et de la Folie. — Cours de pathologie et de thérapeutique générale.*

(3) Chomel, *Leçons de clinique médicale*, t. I, Paris, 1834.

(4) Louis, *Recherches anatomiques pathologiques et thérapeutiques sur la fièvre typhoïde*, 2e éd., Paris, 1841.

modérées faites dès le début : il les considère comme susceptibles de diminuer la mortalité et d'abréger la durée de la maladie. Bouillaud (1), le continuateur et le correcteur tout à la fois du système de Broussais, institua contre la fièvre typhoïde un traitement consistant en émissions sanguines copieuses et répétées avec applications de ventouses et de sangsues dans les intervalles. Un de ses malades, atteint en même temps de pneumonie secondaire, fut saigné copieusement six fois au bras, eut trois fois des ventouses et 60 sangsues sur la poitrine et l'abdomen ; avec un semblable traitement, qui retire parfois jusqu'à 2 kilogrammes de sang au patient, l'auteur déclara que la mort dans son service était beaucoup moindre que dans celui de ses collègues, Chomel et Louis, qui saignaient plus modérément. Ce dernier crut devoir s'expliquer à ce sujet, et dans la seconde édition de ses recherches sur la fièvre typhoïde, il a établi que plusieurs observations de Bouillaud étaient sujettes à caution et qu'il n'était pas permis de conclure de ces statistiques tout ce qu'il avançait sur ce point. Malheureusement la pratique du professeur de la Charité est encore de nos jours en vogue sur divers points du continent (2) et plusieurs existences humaines lui sont à l'heure qu'il est sacrifiées. Sur une question aussi complexe, et qu'il n'est plus permis de trancher expérimentalement aujourd'hui, nous préférons nous appuyer sur les résultats obtenus par Andral (3), non pas que ceux fournis par Louis nous soient en rien suspects, mais parce qu'il

(1) Bouillaud, *Essai sur la philosophie médicale*, p. 388, Paris, 1836.
(2) Murchison, *La Fièvre typhoïde*, trad. Lutaud, pages 272 et suiv.
(3) Andral, *Clinique médicale*, t. III, 2e éd., pages 626 et suiv.

s'agit ici d'une polémique et que plusieurs observations dans le nombre sont d'une interprétation difficile. Andral a traité 74 typhiques par les émissions sanguines. Avantageuses chez certains malades, elles ont été pour d'autres nuisibles, ou tout au moins inutiles. Dans les cas où la maladie était avancée, la saignée ne fit qu'accroître la prostration. Souvent aussi l'adjonction d'autres modes de traitement ne permit pas d'apprécier exactement son influence exclusive. Sur ces 74 malades, 35 ont succombé. Plusieurs étaient au début de la maladie, et parmi ces derniers la saignée fut évidemment nuisible dans 21 cas. Chez les autres la maladie semble avoir parcouru sa marche ordinaire. Il est donc constant dans cette série, que le nombre des malades dont l'état fut aggravé par la saignée fut plus considérable que celui de ceux chez lesquels l'affection continua seulement à marcher comme avant que les malades eurent perdu du sang. Chez 3 sujets la première saignée fut suivie d'une amélioration qui se démentit après les suivantes; 7 parmi ceux qui succombèrent furent saignés dès le début de l'affection; 9 du quatrième au huitième jour; 5 du huitième au douzième; 3 du douzième au seizième. Chez les autres, le sang fut tiré à des époques difficiles à préciser.

Parmi les malades qui parvinrent à la guérison, 13 furent immédiatement soulagés, les symptômes s'amendèrent rapidement et peut-être, ajoute timidement l'auteur, sa durée en fut-elle abrégée. Mais il ne croit pas que la fièvre typhoïde puisse être jamais jugulée. Au reste, les malades de cette série furent saignés à des époques très variées, et plusieurs d'entre eux eurent en même temps des applications de sangsues au niveau des points qui paraissaient le siège de congestions.

Chez les 26 individus guéris qui complètent la statistique, les émissions sanguines ne paraissent avoir exercé aucune influence directe sur la maladie, sauf dans un cas de pneumonie secondaire où elles furent manifestement utiles. Dans 7 cas elles furent évidemment nuisibles et le mieux ne survint que lorsqu'on y eut renoncé. En somme, sur 74 typhiques, nous n'en trouvons que 16 chez lesquels la méthode des émissions sanguines ait été favorable, et encore chez 3 d'entre eux l'amélioration disparut lorsqu'on ouvrit de nouveau la veine. L'amélioration chez les malades qu'on avait saignés, ajoute Andral, a toujours coïncidé avec l'époque où elle se manifeste chez les sujets traités par l'expectation : preuve manifeste de l'infériorité de cette méthode sur les autres. Dans une autre série, les résultats furent sensiblement les mêmes. Le savant professeur fait remarquer à ce sujet combien la saignée fut peu efficace contre certains symptômes qu'on pouvait croire, *à priori*, devoir être supprimés par elle, tels que l'anorexie et l'état fuligineux de la langue et de la cavité buccale. Au contraire, les douleurs abdominales soit à l'épigastre, soit dans la région du cœcum, furent immédiatement dissipées, soit par la saignée générale, soit par l'application d'un certain nombre de sangsues à ce niveau. Mais il faut reconnaître aussi qu'elle ne produisit pas toujours ce résultat favorable. L'application de sangsues à l'anus a quelquefois arrêté la diarrhée. Chez un malade saigné plusieurs fois de suite, il y eut néanmoins une hémorrhagie intestinale. Quant au météorisme, il a toujours plutôt augmenté à la suite des émissions sanguines générales. Pour ce qui est de la fièvre, du mouvement fébrile comme on disait alors, il n'a jamais paru modifié en aucune manière. Il est d'ailleurs bien difficile aujourd'hui d'apprécier des résultats de ce genre fournis à une époque où le thermomètre n'était pas employé dans la pratique. Toutefois, l'observation clinique de chaque jour tend à prouver au contraire un abaissement constant de la température à la suite des émissions sanguines. Quant aux troubles nerveux ils ont presque toujours été exaspérés par la saignée, qui ne paraît pas non plus avoir jamais prévenu la production des hémorrhagies et des pétéchies.

Tels furent en résumé les résultats de cette pratique dangereuse, aujourd'hui définitivement abandonnée. Malgré ses nombreux insuccès elle fut encore mise en usage pendant plusieurs années, jusqu'à l'époque où elle céda définitivement le pas à la méthode évacuante, qui fut à son tour éclipsée par l'expectation pure et simple et les méthodes hydrothérapiques. C'est à cette époque intermédiaire que se rapportent les travaux si remarquables de Graves (1) qui, quoique s'adressant plus spécialement au typhus, n'en sont pas moins fort intéressants pour nous. Tout le monde sait aujourd'hui que le typhus fever ou typhus exanthématique est caractérisé par des symptômes généraux presque semblables à ceux de la dothiénentérie, mais sans altérations spéciales des plaques de Peyer. Le traitement à lui appliquer devait donc être naturellement fort analogue à celui de la fièvre typhoïde, et Graves a eu l'occasion de l'expérimenter sur une grande échelle dans les terribles épidémies qu'il eut à combattre en Irlande. Comme Bouillaud, il pensa que secondées par une thérapeutique rationnelle, les saignées générales faites à propos peuvent couper court à la

(1) Graves, *Leçons de clinique médicale*, trad, Jaccoud, t. I, pages 189 et suiv. Paris, 1863.

maladie; mais il faut alors qu'elles soient pratiquées immédiatement après l'apparition des premiers symptômes, dans les 12 premières heures après l'invasion de la maladie, si c'est possible. Après le début immédiat, c'est-à-dire pendant le premier et le second jour, la saignée aura surtout pour effet de diminuer les désordres vasculaires chez les individus pléthoriques, qui ont une céphalalgie violente et un pouls dur et bondissant. Mais à dater du troisième et du quatrième jour, la saignée devient nuisible ou tout au moins inutile. Au reste, ici comme ailleurs, il y a toujours lieu de tenir compte du germe épidémique et de la constitution médicale régnante. Malheureusement beaucoup de typhiques sont dès le début plongés dans l'adynamie, ce qui s'accorde avec certains faits récents et bien constatés d'altération rapide du sang dans ses parties constituantes (Coze et Feltz). Graves fait encore observer avec beaucoup de justesse que l'état d'éréthisme vasculaire n'est pas toujours une preuve du caractère inflammatoire dans les maladies. Il peut avoir pour cause productrice aussi bien l'hyperthermie que les troubles adynamiques et n'est pas une source d'indications particulières. Jamais on ne doit saigner après l'apparition des taches pourprées, et les anciens, qui à cette période employaient l'artériotomie, ne sont arrivés qu'à des résultats désastreux. Quant aux phlegmasies et aux congestions locales qui surviennent à une période plus ou moins éloignée de la maladie, les émissions générales leur sont absolument inapplicables, seules les émissions locales leur conviennent et à toutes les périodes sans exception. Ainsi, dans les congestions pulmonaires et les pneumonies qui surviennent vers les neuvième et dixième jour, on s'adressera avec avantage aux ventouses et aux sangsues. On devra d'ailleurs toujours agir avec les plus grandes précautions et ne pas dépasser le nombre de 6 sangsues au maximum. Il en sera de même pour les troubles analogues du côté du cerveau et de l'abdomen. On les placera, dans le premier cas, soit au niveau de l'apophyse mastoïde ou de la cloison des fosses nasales. Sur l'abdomen, on s'abstiendra toujours des lotions chaudes qui font perdre une quantité de sang qu'il est impossible d'évaluer (*loc. cit.*).

Cette méthode des saignées déplétives fut employée parallèlement à celle des évacuants jusqu'à l'époque de la première apparition des traitements hydrothérapiques abandonnés depuis le milieu du siècle dernier. A ce sujet, nous avons cru qu'il serait intéressant de reproduire ici les conclusions d'un mémoire publié en 1852 par le docteur Leroy (de Béthune) (1), qui eut l'idée de combiner à l'emploi des saignées déplétives, l'usage du drap mouillé et de l'eau froide *intus et extra* (Lavements et boissons). Voici en quelques lignes, les données sur lesquelles il s'appuie : Dans toute affection typhique, on doit chercher surtout à combattre les congestions thoraciques, abdominales et encéphaliques. Cette indication est remplie par la saignée qui, en même temps abaisse la température. Dans toute fièvre typhoïde on doit débuter par elle. Les saignées ne doivent pas être pratiquées coup sur coup à la manière de Bouillaud, mais avec modération et en tenant toujours compte de l'âge et des forces du sujet. Les malades ne doivent jamais perdre

(1) Leroy (de Béthune), Mémoire sur le traitement de la fièvre typhoïde par les évacuations sanguines au début et par l'eau froide intus et extra pendant toute la durée de la maladie, par le docteur Leroy, médecin en chef de l'hôpital de Béthune (Pas-de-Calais). *Union médicale*, 1852, nº 129 et suivants.

plus de 8 à 1500 grammes de sang. Chez les enfants, la seule application de sangsues a toujours été suivie de bons résultats. Chez l'adulte, il y a également lieu d'en faire usage. On en applique de 12 à 20 sur le ventre et, si elles ne prennent pas, on aura recours alors aux ventouses scarifiées en nombre proportionnel. Cette pratique doit être surtout mise en usage lorsqu'on a affaire à des douleurs abdominales violentes au niveau des anses intestinales altérées. Des nombreuses observations recueillies par l'auteur pendant plusieurs années et relatives à des épidémies de nature différente, il résulte d'une manière évidente que les déplétions sanguines ne sont efficaces que jusqu'aux septième et huitième jour. Passé cette période, elles ne sauraient être que nuisibles : car alors les plaques de Peyer sont en pleine suppuration et elles favoriseraient au plus haut degré la résorption des produits septiques qui circulent dans l'intestin. Il faut donc pratiquer une ou même deux saignées le premier jour, une troisième le lendemain, après quoi on ne devra plus faire usage que des ventouses et des sangsues. Une fois l'éréthisme vasculaire calmé, l'auteur fait usage de la réfrigération contre la fièvre qui persiste. Il emploie les applications de compresses froides et les lotions toutes les demi-heures jusqu'à la convalescence. Pour boisson, il donne uniquement de l'eau froide, et l'eau froide sert également seule pour les lavements. Une fois commencé, ce traitement ne doit être interrompu sous aucun prétexte. Si le malade a été saigné convenablement dès le début, on peut appliquer aussi avec succès la réfrigération un peu plus tard. Lorsqu'il existe un véritable état phlegmasique de la muqueuse intestinale, l'amélioration produite par la saignée disparaît rapidement, il faut alors employer les bains froids qui modèrent les accidents sans modifier en rien les lésions. Au reste, ce traitement en apparence rigoureux, ne contre-indiquait pas l'emploi des médicaments s'adressant spécialement à certains symptômes (musc et quinquina dans l'adynamie, alun contre la diarrhée). Suivant Leroy, la menstruation et les métrorrhagies (épistaxis utérines de Gubler et d'Hérard) ne contre-indiquent jamais l'emploi des lotions froides, et la saignée agit comme une sorte d'épitaxis naturelle qui ne peut être que favorable. Il ne croit pas du reste qu'il existe de contre-indications à un traitement de ce genre, et en ce sens on peut le considérer avec raison comme le véritable précurseur de la méthode de Brandt. Voici quelle fut la statistique de Leroy pendant quatre années consécutives et dans des épidémies d'intensité moyenne :

1848.......	2	morts	sur	61	malades.
1849.......	0	—	sur	22	—
1850.......	3	—	sur	16	—
1851.......	1	—	sur	27	—
TOTAL....	6	morts	sur	126	malades.

Ce chiffre comprend en même temps 24 cas de typhus fever importés d'Irlande, ce qui, vu la gravité plus grande de cette dernière maladie, n'enlève du reste rien à son importance. Cette statistique est en effet la plus favorable qui ait jamais été publiée, et de nos jours les diverses méthodes hydrothérapiques ne sont pas arrivées à un résultat plus satisfaisant (1). Connaissant les méfaits antérieurs de la saignée et la valeur relative des simples lotions dans les

(1) Cf. Homolle. La fièvre typhoïde, 3e partie, *Revue des sc. médicales*, 15 avril 1878, p. 729.

cas graves, on ne peut s'expliquer de pareils chiffres qu'en admettant qu'ils se rapportent à des épidémies de la plus grande bénignité. Car, quoiqu'en dise Valleix, le diagnostic paraît avoir toujours été porté fort exactement, et l'auteur lui-même professe un scepticisme très rationnel à l'égard des prétendues fièvres typhoïdes, que Bouilland s'était vanté de juguler à leur début.

Aussi bien l'occasion de contrôler ces résultats si brillants ne se fit-elle pas longtemps attendre, et dans l'épidémie parisienne des années 1852–53 Valleix (2) eut tout le loisir de s'éclairer à ce sujet. Voulant comparer le nouveau traitement à celui qui jusqu'alors lui paraissait le plus favorable, il soumit 25 malades de son service à l'eau froide et aux saignées déplétives, et 26 d'un autre côté eurent en partage les purgatifs et les vomitifs, suivant la méthode de Delarroque.

Dans la première série, il y avait 16 cas graves qui donnèrent 10 décès et 9 cas légers qui ont tous guéri. Jamais le traitement n'a arrêté la marche classique de la maladie. 4 fois il y eut une amélioration graduelle et lente; 14 fois on fut obligé de suspendre les bains à cause du refroidissement extrême, de la cyanose et parce que tous les autres symptômes étaient aggravés, et que chez un patient la diarrhée fut considérablement augmentée. Dans la majorité des cas les symptômes nerveux furent exaspérés; il en fut de même du météorisme et de la diarrhée. Lorsque les sujets ont guéri, la durée totale de la maladie a été de 32 jours : enfin il y eut des complications quelquefois mortelles, telles

(2) Valleix, *Relation de l'épidémie de fièvre typhoïde actuelle* et résultats comparatifs du traitement par la saignée initiale et l'eau froide intus extus, année 1853, nos 66 et suivants.

que phlébite, érysipèle, abcès multiples. Tout au contraire les maladies traitées par les purgatifs, parmi lesquels il n'y eut en réalité que 7 cas graves, ne donnèrent qu'un seul décès dans toute la série. Ils ont souvent été améliorés dès le début du traitement et 15 fois jusqu'au bout. Enfin la diarrhée est toujours restée stationnaire ou a diminué après l'emploi des purgatifs. Comme complication il y eut un cas de gangrène de la jambe droite suivi de guérison. Enfin la durée totale de la maladie a été plus courte de 10 jours. En somme, le traitement de Leroy a complètement échoué entre les mains de Valleix. Tout en reconnaissant que le nombre de ses observations n'est point encore suffisant pour trancher la question, le savant clinicien de la Pitié croit néanmoins devoir insister sur ce point que plusieurs des accidents qu'il a signalés lui paraissent évidemment dépendre de l'emploi combiné de la saignée et de l'eau froide.

Pour nous, bien que placés aujourd'hui dans des conditions fort différentes et avec des éléments de discussion autrement nombreux surtout relativement à l'hydrothérapie, il nous est difficile d'expliquer de semblables insuccès; avec l'auteur lui-même, nous sommes tentés de les attribuer à une mauvaise application de la méthode qui, on le sait, peut amener les plus grands mécomptes.

A dater de cette époque la saignée générale dans la fièvre typhoïde fut définitivement abandonnée, de telle sorte qu'en 1865, au début de nos études, elle n'était jamais mise en question. Une seule fois pourtant nous l'avons vu employer, et la malade eut une convalescence interminable. Au reste, seules et dans des cas exceptionnels, les émissions sanguines locales doivent être conservées et il est bien rare qu'on ait l'occasion d'y avoir recours. L'altération profonde de la masse sanguine et l'influence ordinairement désastreuse des hémorrhagies spontanées abondantes en donnent l'explication. Il faut les réserver dans le cas d'une congestion cérébrale ou pulmonaire intense et encore s'entourer des précautions recommandées si instamment par Graves (*loc. cit.*). Quant aux douleurs de ventre, suivant Griesinger (1) les ventouses scarifiées et les sangsues ne leur conviennent que dans les cas exceptionnels, lorsqu'elles sont si intenses qu'elles ne disparaissent pas par les cataplasmes, peut-être à cause d'un certain degré de congestion du péritoine. Lorsqu'elles se déclarent pendant la convalescence, on doit plutôt songer à des écarts de régime et laisser de côté les émissions locales.

§ 2. — Érysipèle.

Il ne s'agit ici que de l'érysipèle médical, c'est-à-dire de cette maladie qui ne présente pas souvent une gravité extrême, et dont la guérison se fait simplement, dans la très grande majorité des cas, par les seuls efforts de la nature.

On sait que Trousseau était un partisan résolu de l'expectation en face de cet exanthème : « Quant à moi, dit-il dans sa *Clinique*, lorsqu'un malade affecté d'érysipèle se met entre mes mains, je m'abstiens de toute espèce de traitement. » C'est illusion pure que vouloir arrêter la marche de la fluxion dermique par des émissions sanguines locales, sangsues ou ventouses scarifiées, comme certains l'ont voulu faire. Lorsqu'elles sont appliquées sur le point siège de

(1) Griesinger, *Traité des maladies infectieuses*, trad. Lemattre, p. 321, Paris, 1868.

l'exanthème, les piqûres de sangsues, les scarifications ne dégorgent que momentanément les tissus, souvent même, comme le fait remarquer M. Raynaud (1), elles déterminent un état phlegmoneux au niveau de leurs applications. Placées dans le voisinage, loin de former une barrière que ne franchira pas l'érysipèle, elles deviennent une cause d'appel de la maladie, par la fluxion souvent intense qu'elles déterminent.

Quant à la saignée générale, peut-être rendra-t-elle parfois quelques services ; mais, ici encore, la conduite du médecin sera déterminée par certaines indications spéciales, tirées le plus souvent de l'état général du sujet. S'il s'agit d'un adulte vigoureux, que la réaction fébrile soit intense, ou encore s'il y a un retentissement marqué du côté des centres nerveux, que le pouls soit dur et serré, on pourra ouvrir la veine, sans trop de crainte. Il est clair que cette opération ne suffira pas à juguler la maladie, comme on s'en est flatté à une certaine époque, ni à suspendre la marche envahissante de l'exanthème mais le malade aura le bénéfice qui suit, dans ces conditions, la plupart des émissions sanguines. Avec une diminution de la température fébrile qui, dans cette affection est parfois intense, on pourra voir s'atténuer l'anxiété, le sentiment d'accablement et même la stupeur qui frappent certaines malades ; et puisqu'il s'agit ordinairement d'un sujet vigoureux, on le mettra dans les meilleures conditions pour résister aux accidents qui peuvent survenir dans le cours de la maladie.

(1) Art. ÉRYSIPÈLE, in *Dict. de médecine et de chirurgie pratiques.*

§ 3. RHUMATISME ARTICULAIRE AIGU.

Par le caractère congestif de ses manifestations locales, la violence de la réaction fébrile, et la douleur parfois intense des arthropathies, le rhumatisme articulaire aigu semble avoir commandé de tout temps l'emploi des émissions sanguines. On s'est adressé de préférence à l'ouverture de la veine, en raison de la prédominance des phénomènes généraux, cependant les tentatives de traitement par les saignées locales seules ou combinées avec la précédente n'ont pas manqué. Cette pratique à joui d'une longue faveur auprès des médecins, et il a fallu des siècles d'observations pour les apprécier à leur juste valeur, et lui donner en thérapeutique la place qu'elle mérite.

Pour ne pas nous répéter à chaque maladie, nous passerons sur les anciens qui n'avaient du reste qu'une notion assez vague de la fièvre rhumatismale, il faut arriver aux travaux de Baillou pour que cette affection soit mieux connue.

Voici quelle était la pratique de Sydenham. Les deux premiers jours il faisait une saignée de 10 onces de sang sur le bras correspondant au côté affecté, puis laissait un ou deux jours d'intervalle suivant les forces du malade et pratiquait une nouvelle saignée. Ensuite il attendait trois ou quatre jours, à proportion des forces, de l'âge, du tempérament et des autres circonstances et réitérait l'opération pour la quatrième et ordinairement pour la dernière fois.

Malgré la modération relative avec laquelle il saignait, Sydenham fut amené par l'observation à modifier ce traitement et à se renfermer dans l'expectation pure avec la diète lactée.

Stoll qui était d'abord partisan des saignées y renonça presque complètement : « Nous brisâmes, dit-il, les forces du malade plutôt que la maladie et les malades demeuraient immobiles pendant plusieurs semaines. »

Voilà donc déjà deux grands observateurs qui faisaient un usage assez sobre des émissions sanguines. Leur prudence ne fut pas imitée par tout le monde.

Van Swieten nous raconte qu'un médecin de Montpellier nommé Uffroy, proposait comme méthode invariable du traitement de tirer 20 livres de sang par 2 livres à la fois en 36 heures.

Cullen tout en rejetant les saignées trop abondantes et répétées comme prolongeant la convalescence, en fait cependant d'assez copieuses au début. Son traducteur Bosquillon est moins réservé et combat Lieutaud qui rejetait la phlébotomie parce qu'il niait le caractère inflammatoire du rhumatisme.

Roche pratique une copieuse saignée dès le début et ne craint pas d'y revenir quatre et cinq fois de suite s'il est nécessaire, soit en mettant deux jours d'intervalle entre chaque opération, soit en la pratiquant toutes les 24 heures. En général il conseille tirer du sang tant que ce dernier présente une couenne inflammatoire un peu épaisse.

Il a pratiqué de la sorte sur un sujet robuste jusqu'à 8 saignées de 16 à 20 onces en 15 jours.

Pour Roche, on peut agir pendant toute la durée du rhumatisme, mais il vaut mieux intervenir au début.

Avec cet auteur nous voyons déjà le traitement subir l'influence de la doctrine physiologique, déjà on attribue les insuccès à ce que la saignée n'avait pas été employée avec assez de constance et d'énergie.

Piorry fait des émissions sanguines peu nombreuses, mais portées assez loin pour alléger presque immédiatement les douleurs, et ne craint pas, dit-il, de tirer 2 livres de sang et plus en une seule fois. Il les combine d'ailleurs avec les émissions locales, et applique 20, 30 et même 40 sangsues sur celle des jointures la plus affectée.

Ceci nous amène à dire un mot de l'emploi des saignées locales comme méthode de traitement.

Pringle, l'un des premiers, insiste sur leurs avantages. Il fait appliquer 4 à 5 sangsues sur les parties malades et répète ce moyen pendant 3 à 5 jours de suite, puis les emploie à des intervalles progressivement plus longs en diminuant même leur nombre.

Broussais fait également des sangsues la base principale du traitement, il les applique en assez grand nombre autour d'une articulation et poursuit l'inflammation quand elle se déplace.

La méthode des saignées locales eut peu de succès à l'époque même où elle se produisait et on la réduisit au rang de traitement accessoire.

La longue durée du rhumatisme articulaire aigu, traité par les moyens ordinaires, ses complications, sa nature qu'il croyait franchement inflammatoire décidèrent Bouillaud à formuler une vraie méthode des saignées, en les accomodant aux diverses circonstances de l'intensité de la maladie, de la force, de l'âge, de la constitution du sujet et des complications. Voici en résumé quelle était sa pratique.

Dans les cas légers avec fièvre très faible on peut se borner à une ou deux saignées d'environ 3 palettes.

Dans les cas de moyenne intensité on va jusqu'à 5 saignées tant générales que locales, de 3 ou 4 palettes, ou 4 livres 1/2 environ de sang en 48 heures.

Dans les cas graves, on arrive à 6 ou 7 saignées tant générales que locales, de 3 à 4 palettes, c'est-à-dire 5 ou 6 livres de sang en 3 ou 4 jours.

Enfin dans les cas très graves, les chiffre des saignées peut monter jusqu'à 8, 9 et même 10 livres de sang.

Les avantages de cette méthode, appuyée par une longue pratique et des statistiques nombreuses sont d'après Bouillaud :

1° De réduire à zéro la mortalité, même dans les cas les plus graves.

2° De prévenir le passage à l'état chronique soit de l'affection articulaire, soit des complications endocardo-péricardiques.

3° D'abréger la durée du rhumatisme articulaire aigu intense, de telle sorte qu'elle n'est plus que d'un à deux septenaires au lieu de 6 à 8 terme moyen.

Ces conclusions de Bouillaud furent attaquées avec une violence extrême au moment même où il les produisit. On démontra qu'en examinant les cas comparables, il se trouvait que les sujets auxquels on avait pratiqué le moins grand nombre de saignées avaient guéri plus vite que les autres. Que la durée seule du traitement avait été de 14 jours, terme moyen et avait même fréquemment dépassé ce chiffre de sorte qu'il n'y avait pas de diminution dans la durée de la maladie (Valleix).

Chomel, dans ses leçons sur le rhumatisme, déclare que Bouillaud prolonge la durée du rhumatisme au delà de son terme naturel, que sa méthode est plus capable de juguler le malade que la maladie.

Legroux abandonne la méthode après l'avoir pratiquée plusieurs années, il croit que loin de diminuer la durée de la maladie, cette méthode la prolonge.

L'absence de mortalité, observée par Bouillaud, s'explique par la bénignité relative de la maladie. Les complications endopéricardiques semblent favorisées par les émissions sanguines, d'ailleurs il est à croire que Bouillaud n'en aurait pas reconnu la fréquence.

Toutes les conclusions de Bouillaud était donc renversées. Mais on lui reprochait de plus de produire une débilitation énorme, de prolonger la convalescence, de mettre le malade dans un état d'anémie qui l'exposait aux rechutes et diminuait sa résistance vis-à-vis des autres affections.

En somme l'erreur de Bouillaud venait de ce que, d'une part, il méconnaissait la nature de la maladie, d'autre part, de ce qu'il croyait l'augmentation de fibrine un signe de phlogose. Les études hématologiques d'Andral et Gavarret ont donné un dernier coup à la méthode de Bouillaud en mettant au jour l'anémie globulaire et albumineuse si caractéristique du rhumatisme.

Depuis lors, cette méthode est tombée dans un abandon à peu près complet, et comme nous l'avons signalé, ce furent les travaux de Chomel, de Valleix et de Requin qui contribuèrent plus tard à cette heureuse transformation. Cependant on ouvrait encore la veine une ou deux fois, mais le plus près possible du début. Aujourd'hui on y a renoncé complètement et il serait bien difficile de diviser les médecins comme au temps de Trousseau, en *quiniseurs* et en *saigneurs*, accusant réciproquement la méthode opposée de produire le rhumatisme cérébral « le tout sans trop de souci de la vérité et parfois des convenances ». Personne ne songerait à faire des émissions sanguines le traitement exclusif de la maladie. Si nous ne pratiquons plus cette méthode, ce n'est point parce que nous pensons avec Beau et Briquet que les saignées répétées font prédominer la fibrine relativement aux autres éléments du sang, et qu'ainsi les émissions sanguines accroissent l'opportunité aux manifestation inflammatoires ; si la pratique s'est modifiée si heureusement, c'est que nous avons une interprétation plus exacte de la nature de la maladie, et nous connaissons mieux l'inégalité, l'irrégularité et l'imprévu de ses manifestations ; nous avouons bu'un grand septicisme est nécessaire vis-à-vis de ces médications qui surviennent de temps à autres avec des statistiques respectables, et qui pensent clore la liste déjà longue des remèdes anti-rhumatismaux. « L'incertaine durée du rhumatisme articulaire, disait Chomel, est cause que les malades et quelquefois les médecins se font illusion sur la valeur de tels ou tels remèdes. Car il n'y a aucun moyen de juger d'avance si tel ou tel rhumatisme durera un ou deux septenaires ou davantage. »

Les travaux d'hématologie nous ont donné une connaissance plus approfondie de l'état du sang dans le rhumatisme articulaire aigu. Tous les pathologistes connaissent l'anémie rhumatismale vulgaire.

Les recherches récentes de M. Quinquaux (1) nous montrent que la lésion hématique consiste surtout dans une grande destruction de l'hémoglobine. De 125 à 130 grammes pour 1000 grammes de sang, cette substance tombe à

(1) E. Quinquaud, *Chimie physiol.*, 1880.

76 grammes et même à 67 gr. 70. En outre, le taux des matériaux solides s'abaisse dans des proportions colossales chez le rhumatisant. Ces matériaux et l'albumine en particulier descendent à 62, 60, 59 grammes au lieu de 90 grammes qui est le chiffre normal. Cette disproportion explique bien la tendance aux œdèmes dans la phlegmasie rhumatismale.

Si l'on compare ce chiffre à ceux que nous avons relevés dans la pneumonie, il est facile de voir laquelle des deux maladies pourra supporter le mieux les émissions sanguines. Celles-ci seraient tombées dans un profond oubli si quelques uns de leurs partisans ne leur avaient survécu, pour les rappeler à la génération actuelle.

Nous devons donc conclure avec M. Besnier (1), que dans le rhumatisme articulaire aigu, la saignée générale ne saurait constituer une médication complète de la maladie, mais seulement un expédient qu'il faut savoir garder à sa disposition et que l'on doit n'employer qu'à bon escient.

L'ouverture de la veine pourra soustraire une certaine quantité de sang, mais les phénomènes de déplétion se feraient seul sentir ; il n'y a pas à compter sur cette opération pour modifier la qualité du sang, pour régénérer sa crase : les conditions pathologiques qui ont présidé à l'origine persisteront quand même, et ce serait faire preuve d'un humorisme grossier que penser évacuer par la saignée, les humeurs morbides qui causent les différentes localisations de la maladie.

Néanmoins on aurait tort de rejeter absolument la méthode des émissions sanguines du traitement du rhumatisme articulaire aigu. Nous nous expliquons : le propre des localisations de cette maladie, c'est d'être mobiles, variables, subites, pouvant atteindre promptement les organes impor-

(1) Art. Rhumatisme du *Dict. encyclop.*

tants de la vie, tels que le poumon, et les atteindre sur une certaine étendue. C'est alors que l'action déplétive de la saignée pourra être utilisée. Dans la forme aiguë et généralisée de la congestion pulmonaire, on voit survenir une dyspnée intense, avec angoisse précordiale, orthopnée, sensation de constriction à la base de la poitrine. L'expectoration est visqueuse, sanglante et parfois les hémoptysies qui peuvent survenir soulagent assez promptement. Une large phlébotomie pratiquée dès le début des accidents, pourra produire le même soulagement que ces hémorrhagies spontanées qui améliorent toujours une situation aussi critique, le souci de la convalescence doit passer ici au second plan ; mais nous le répétons, les émissions sanguines générales agiront seulement contre certains accidents bien déterminés, elles ne serviront jamais de base au traitement systématique.

Les émissions locales, pour avoir été moins attaquées, n'en sont pas plus en honneur. En effet, en raison de la mobilité des manifestations articulaires du rhumatisme, l'amélioration par les sangsues ou les ventouses scarifiées n'est rien moins que sûre tandis qu'à côté de ce résultat thérapeutique douteux, il y a un fait incontestable, la déperdition de forces. C'est à peine si ces moyens sont employés dans le rhumatisme monoarticulaire, et encore leur préfère-t-on des révulsifs. On les réserve comme la saignée générale, mais plus fréquemment, pour les complications viscérales : péricardite, endocardite, congestion pulmonaire légère, etc.

Une des causes qui ont fait abandonner ces émissions locales, c'est la facilité d'obtenir le même résultat par les ventouses sèches qui produisent un effet tout aussi rapide, peut-être moins complet, mais qui ont le grand avantage de n'occasionner aucune déperdition de sang. On peut ainsi dans une maladie aussi longue et aussi débilitante, les appliquer sur de larges surfaces comme le tronc, le long du rachis, ou la totalité des membres inférieurs, et leur application peut se répéter indéfiniment.

La même considération doit être faite pour les manifestations aiguës des localisations goutteuses, là encore la fluxion est passagère et ne passe jamais à la phlegmasie et l'on peut toujours craindre de déterminer, par une intervention trop énergique, la rétrocession de la goutte sur les organes internes.

C. — Eclampsie.

On doit confondre dans une même description, et réunir dans des indications identiques l'éclampsie puerpérale et celle qui est la conséquence des néphrites. Il ne peut y avoir de doutes aujourd'hui sur l'origine albuminurique de la première ; la proposition de Cazeaux que « toutes les femmes grosses, atteinte d'éclampsie étaient albuminuriques », a été confirmée par Frerichs, par Braun et la plupart des accoucheurs. Dans les deux cas, il y aura d'une part, accidents cérébraux de nature convulsive, et d'autre part, altération des reins et de l'urine, et intoxication du sang.

Ainsi définie, l'éclampsie est une affection qui peut survenir à tous les âges, dans tous les sexes, toutefois l'état puerpéral crée chez la femme une disposition puissante. Cette dernière forme a été étudiée et décrite la première en raison de sa fréquence, de sa redoutable gravité et parce qu'elle survient dans des conditions qui paraissent toujours identiques.

Mais on ne peut s'empêcher de reconnaître que l'éclampsie puerpérale à part, les anciens auteurs ont entrevu à peine ces troubles graves de l'innervation, ils ne les ont que très vaguement décrits, et il faut arriver jusqu'à la découverte de R. Bright (1827) pour en avoir une idée plus précise. Cet illustre observateur attira le premier l'attention sur les convulsions, l'état apoplectique, et sur l'épilepsie qui peuvent se montrer dans le cours des maladies des reins. La découverte de Bostock et Christison qui trouvèrent de l'urée dans le sang conduisirent Wilson (1833), à émettre la première théorie, celle qui attribuait les phénomènes convulsifs à l'action sur les nerfs de l'urée en plus et de l'albumine en moins. Puis des théories différentes furent émises, on tenta de rechercher la cause prochaine des accidents convulsifs et ici encore la conduite des médecins et des accoucheurs a varié suivant l'opinion qu'ils avaient de l'origine de ces accidents.

La méthode des émissions sanguines a été la plus anciennement connue ; de tout temps, en face des accidents graves qui surviennent plus particulièrement dans la grossesse, l'ouverture de la veine a été regardée comme étant la plus rationnelle et celle qui donnait les meilleurs résultats.

De nos jours, la théorie de l'anémie cérébrale a ralenti le zèle de plus d'un, on se souciait peu d'augmenter encore cette olighémie des centres qui donnait lieu à des accidents aussi formidables, et c'est en partant de ce point de vue, à notre avis, erroné, que Kiwish, Blot, Thomas, Braun et beaucoup d'autres ont condamné toute spoliation sanguine faite dans un but de traitement.

On pourrait objecter cependant qu'il n'est nullement démontré que cette anémie des centres soit augmentée par le fait de la déplétion.

Il est permis de supposer avec M. Jaccoud que l'anémie aiguë a pour origine une augmentation énorme de tension dans le sang, augmentation provoquée par l'hydrémie, par la pléthore séreuse qui est le fait de la grossesse elle-même ou encore de l'altération rénale, lorsqu'il s'agit d'une néphrite. Les expériences faites à l'école de Dorpat, par Otto (1) et Bidder (2) tendent à faire croire que cette augmentation de tension provoque directement l'anémie des centres, d'où résultent les phénomènes convulsifs.

Dès lors la déplétition vasculaire, le cathétérisme des vaisseaux, comme l'appelle ingénieusement M. Pidoux, diminuera forcément cette tension exagérée, si bien qu'à l'anémie succédera une régularisation plus grande de la vascularisation des centres nerveux, et qu'on pourra voir s'atténuer momentanément tout au moins les accè

La théorie de la congestion cérébrale est bien certainement la plus oubliée de toutes celles qui se disputent l'explication des phénomènes convulsifs, et cependant Trousseau avait appris à faire cesser les convulsionsde l'enfance par la compression des carotides, et cependant l'autopsie de certains malades démontrent bien la congestion énorme de tous les vaisseaux encéphaliques. On a objecté, il est vrai, que l'afflux sanguin constaté après la mort était le résultat de l'asphyxie qui coïncidait avec les accès, qu'en un mot loin d'être l'origine de ces derniers, l'hyperhémie en était la conséquence. On a eu tort de vouloir trop généraliser une semblable explication qui, dans certains cas seulement, est incontestable, car comment se fait-il que la congestion encéphalique soit parfois absente, malgré la violence des

(1) Otto, *Beitrage zur Lehre von der Eklampsie*, 1864.
(2) Bidder, *Experimentelle Beiträge, zur Eklampsie frage* 1867.

paroxysmes, malgré les symptômes si évidents d'asphyxie terminale?

On conviendra donc que la distension des vaisseaux cérébraux n'est pas la conséquence obligée des phénomènes convulsifs et qu'il est rationnel dans quelques cas, de la placer à l'origine de ceux-ci. — Du reste, on admet volontiers aujourd'hui que l'anémie et la congestion des centres nerveux se manifestent par des symptômes identiques, que la cellule cérébrale ne peut fonctionner normalement qu'à la condition de ne recevoir ni *trop peu* ni *trop* de sang, ce qu'Hippocrate avait admirablement exprimé en disant : *Convulsio fit a repletione, aut a vacuatione.* (1) Dans l'un comme dans l'autre cas, la nutrition souffre et la fonction s'effectue mal.

Si l'on admet l'intoxication isolée du sang, la saignée aurait pour seul effet de diminuer la masse de poison accumulé dans le liquide nourricier, mais on comprend que cette diminution ne sera que minime et l'effet passager, bientôt cette accumulation se reproduira quelque soit la nature de la matière toxique que l'on suppose active dans l'éclampsie.

Nous avons exposé plus haut les raisons qui nous font abandonner la transfusion comme venant en quelque sorte reparer dans le sang la perte que lui a fait subir une phlébo tomie antérieure.

Il n'y aurait ainsi indication de tirer du sang, dans l'état puerpéral que pour gagner du temps et permettre d'agir par un autre moyen plus actif, tel que la terminaison du travail.

(1) *Aphor.*, sect. VI, § 39.

Peut-être y a-t-il du vrai dans toutes ces théories, et faut-il admettre que tantôt il y a hyperhémie (Frerichs) et tantôt anémie (Sée, Dickinson, Grainger-Stewart) : toutes lésions qui seraient déterminées par l'adultération du sang et dont l'origine serait dans l'insuffisance rénale.

Mais à côté des explications théoriques, ou malgré elles, il y a les faits indéniables de la pratique, et ce sont ceux-ci que nous tenons à exposer ici, ils pourront mieux que la pathogénie indiquer au médecin sa véritable règle de conduite. — Nous commencerons par les résultats acquis dans l'éclampsie puerpérale.

« Rien, dit Baudelocque, ne saurait remplacer la saignée dans les cas où il y a des symptômes de pléthore sanguine bien prononcée, ou lorsque les convulsions ont donné lieu à l'engorgement du cerveau. »

Mme Lachapelle (1) n'est pas moins explicite, elle voulait qu'on saignât toutes les malades présentant des convulsions, même celles qui sont débiles, convalescentes, pâles et infiltrées, et à juste titre peut-être, elle s'effrayait plus des suites possibles de l'éclampsie que de celles de la faiblesse.

Plus près de nous, M. Depaul (2) a employé largement la méthode des émissions sanguines, il va même jusqu'à tirer 1500 à 2000 grammes de sang dans l'espace de quelques heures à des femmes vigoureuses et 1000 grammes à celles qui sont de constitution médiocre.

Voici les résultats de cette méthode, tels que nous les trouvons dans le travail de M. Charpentier (3) :

(1) *Pratique des accouchements*, t. III, pages 29 et 30.

(2) *Bulletin de l'Académie de médecine*, 1854.

(3) *De l'influence des divers traitements sur les accès éclamptiques*, thèse d'agrég., Paris, 1872.

A la maternité : saignée simple 36 pour 100 de morts
saignées répétées 33 pour 100

Autres observations : saignée simple 30, 6 pour 100
saignées répétées 21, 6 pour 100

On peut conclure de ces chiffres que la répétition des émissions sanguines a donné de meilleurs résultats que la phlébotomie simple, d'autant mieux que dans le premier cas, il s'agissait probablement de cas plus graves, puis qu'on a dû revenir à l'opération.

M. Stoltz (1) regrette de son côté qu'on ait abandonné la saignée, qui lui a le plus souvent rendu d'immenses services.

M. Peter (2) a repris cette question récemment et il a montré par des chiffres que la fréquence de l'éclampsie albuminurique, a été en grandissant dans ces trente dernières années et que cette fréquence avait coïncidé avec la diminution graduelle des saignées chez les femmes en couches.

Ici encore, nous trouvons une théorique médicale à l'origine de cette transformation de la pratique, car le jour où l'on a dit « Toutes les femmes grosses sont anémiques, » la lancette a du passer au dernier rang et être reléguée dans la partie de l'arsénal réservée aux instruments vieillis. Ce professeur démontre qu'il peut y avoir anémie globulaire, mais qu'elle est *qualitative* seulement et qu'à côté, il y a phléthore *quantative*. — Le cœur de la femme grosse doit battre pour deux, son sang doit porter en double les aliments de la nutrition, et les déchets de la dénutrition. Par conséquent la masse du sang sera augmentée dans la gros-

(1) Même ouvrage.
(2) *Leçons de clinique médicale*, t. II.

sesse, il y aura un plus grand fonctionnement de l'organe sécréteur de l'urine, plus grand fonctionnement démontré par l'augmentation du chiffre de l'urée et des matières extractives éliminées dans les vingt-quatre heures (1). La pression sera considérablement augmentée dans la circulation générale parce qu'il y a plus de sang en circulation, et dans la circulation rénale parce que l'uropoïèse est accrue.— Il y a donc congestion de l'organe sécréteur de l'urine, pour la même raison qu'on remarque des congestions du côté des poumons, du foie, etc ; le rein sera donc en état d'imminence morbide, et ce fait de la plus grande vascularité explique bien la fréquence si grande de l'albuminurie pendant la grossesse.

Dans ces conditions, que le rein vienne à être frappé d'inertie fonctionnelle, aussitôt il y aura accumulation dans le sang de l'urée et des autres principes extractifs, accumulation d'autant plus redoutable que la fonction doit être normalement plus active et la dépuration plus intense.

On aura dans l'espace de quelques jours, la même altération du sang qui survient après des années chez les Brightiques, mais le résultat sera le même : augment énorme de la tension vasculaire, adultération du sang par insuffisance du filtre rénal.

En raison de la gravité extrême de la situation, il faudra agir hardiment. Lorsque les attaques seront rapprochées et que dans l'intervalle il y aura ou du coma ou encore des phénomènes d'exitation violente du côté de l'encéphale, on devra prolonger assez loin l'émission sanguine.

(1) D'après Quinquaud, la femme grosse, au lieu d'éliminer par vingt-quatre heures 22 ou 24 grammes d'urée, en élimine de 30 à 38 grammes.

Dans un cas, Lorrain (1) retira jusqu'à 1200 grammes de sang, la malade pâlit, eut des baillements, des efforts de vomissements, et laissa retomber sa tête sur l'oreiller. — L'auteur ajoute :

« Jamais remède ne produisit un effet plus rapide : la malade cessa de s'agiter, on put lui enlever la camisole de force, elle regarda les assistants, prononca quelques mots, puis se coucha dans une posture simple et naturelle comme pour sommeiller, et finit par s'endormir. — Le délire devint tout autre, de violent et furieux il devint intermittent, sans violence, et il n'y *eut plus d'attaques éclamptiques.* Cette femme accoucha un mois après d'un fœtus mort et macéré elle guérit parfaitement. »

M. Peter ne conseille pas seulement la saignée, comme traitement curatif de l'éclampsie, mais il lui attribue encore une efficacité *préventive,* comme le prouve le fait suivant de Dewees : « Une dame primipare qui, vers la fin de sa grossesse, ressentit de fréquentes douleurs de tête, négligea de se faire saigner et éprouva dès le début de son travail, une attaque d'éclampsie grave, à laquelle néanmoins elle survécut. Pendant sa seconde grossesse, elle fut saignée assez abondamment et accoucha sans accident. A sa troisième et à sa cinquième grossesse, la saignée ne fut pas pratiquée, et elle fut prise de convulsions ; tandis qu'aux autres gestations, elle eut recours à ce moyen et accoucha très heureusement. »

Est-ce dire qu'il faille invariablement ouvrir la veine à toute femme enceinte ? loin de là, mais ce qu'il faudra éviter c'est l'abstention systématique, basée sur l'anémie de

(1) *Température du corps humain,* t. II, p. 466.

la grossesse. — Ces sortes de saignées ne nécessitent nullement une grande effusion de sang, et on doit les pratiquer quand il y a nettement les accidents de la pléthore pulmonaire, hépatique ou rénale.

Pour ce dernier cas surtout, il y a des phénomènes prémonitoires dont la signification n'est pas douteuse, et qui doivent servir de règle à la conduite du médecin. Il faudra ouvrir la veine lorsque l'on constatera d'une part de l'albumine dans les urines et que, d'autre part, on verra apparaître certains symptômes que l'on regarde comme avant coureur de l'orage, ce sont : une céphalalgie parfois très douloureuse qui siège, le plus souvent, à la partie inférieure du crâne, des troubles de la vue, surtout de l'amblyopie, et parfois de l'amaurose, une douleur épigastrique, de la dyspnée et des vomissements; on devra d'autant mieux intervenir qu'à ces symptômes se joindront l'obtusion de l'intelligence, le changement de caractère, l'insomnie, des vertiges et de l'agitation.

Nous devons conclure, avec M. Peter, qu'il faut saigner la femme menacée d'éclampsie, il faut saigner la femme atteinte d'éclampsie.

Dans la maladie de Bright, on ne conseillera les émissions sanguines locales que chez les individus profondément épuisés, chez les enfants par exemple; et même dans ces cas, on se trouvera bien de commencer le traitement par une saignée générale. C'était la pratique d'Abercrombie et de Rayer qui, les premiers, les ont préconisées. Ces auteurs commencent le traitement par une saignée qu'ils répètent deux, trois à quatre fois dans les vingt-quatre heures, mais en atténuant chaque fois l'émission. Plus tard, lorsqu'il y a rémission incomplète dans les symptômes, ils recourent aux sangsues et aux ventouses scarifiées : celles-ci appliquées à la nuque, celles-là au tempes, derrière l'oreille ou à l'anus.

Lorsque les accidents convulsifs auront éclaté et que les attaques se succéderont avec une fréquence redoutable, c'est alors que l'indication sera pressante. Nous donnons ici quelques faits qui indiquent très nettement l'influence de la saignée sur les accès épileptiformes.

M. Fonssagrives (1) signale une observation que l'on peut prendre pour type.

Un jeune soldat, arrivé au vingtième jour d'une scarlatine, prit un refroidissement ; il y eut à la suite œdème des malléoles, céphalalgie très vive et albuminurie abondante. Bientôt les accidents épileptiformes éclatèrent ; dans une seule nuit, le malade eut de quinze à vingt attaques. L'agonie était imminente, et un commencement de râle trachéal était de nature à décourager toute tentative.

La veine fut ouverte largement, et bientôt le pouls reparut avec une certaine véhémence, la coloration violacée des lèvres se dissipa ; la respiration, qui était complètement orthopnéique se ralentit et prit de l'ampleur. Un kilogramme et demi de sang put être tiré de la sorte, sans que le pouls ou les forces manifestassent la moindre tendance à fléchir, et en même temps il y eut cessation *brusque* et *définitive* des attaques éclamptiformes.

Les phénomènes de congestion pulmonaire persistèrent encore trois ou quatre jours ; on dut tirer de nouveau du sang à deux reprises différentes, et le malade guérit parfaitement.

Voici un autre fait de M. Peter (*Leçons de clinique médic.* III, p. 595).

Un interne (2) venait d'avoir une scarlatine légère et telle qu'i

(1) Considérations pratiques sur l'action déplétive des émissions sanguines générales, *Bull. thérap.*, 1859, t. II, p. 5.

(2) Actuellement le docteur C., homme de la plus belle santé.

n'avait gardé la chambre que quarante-huit heures; il ne tint compte ni de mes observations ni de mes conseils et reprit son service immédiatement. Cependant un matin, dans le décours de sa scarlatine, il se plaignit à moi du mal de tête, et je dis à son compatriote R... : « Si le mal de tête persiste dans la journée, ne manquez pas de lui ouvrir la veine. »

A trois heures de l'après-midi de ce même jour, on vint en toute hâte me chercher pour aller au secours de mon malheureux interne, qui, depuis trois heures déjà, était en état de mal éclamptique. Le cas était d'une gravité redoutable, et l'entourage considérait le malade comme perdu.

.....Je mis un genou à terre et fis couler dans une cuvette 1200 grammes de sang; mais, en comptant ce qui s'était échappé de divers côtés, la quantité s'élevait bien à 1500 grammes. A peine la saignée était-elle finie que le malade proféra le mot « papa », le premier qui fût sorti de sa bouche depuis qu'il était en état d'éclampsie. Quelque temps après, il se mit à dire : « Tiens, il fait nuit. » Et il faisait grand jour! Une demi-heure après, il avait cessé d'être amaurotique et n'était plus qu'hémiopique. Pendant la soirée, on continua la méthode dérivative par l'administration de l'émétique en lavage.

Le lendemain matin, le malade était pâle, mais demandait à manger. Comme il était très fortement albuminurique, on continua le traitement par l'emploi du lait et des huîtres. Au bout de cinq ou six jours, il était guéri.

Le grand avantage de la saignée, dans tous ces cas, c'est d'agir immédiatement, et il est bien à supposer que son action perturbatrice a une influence aussi importante que son action déplétive, car ici plus que jamais on doit ouvrir la veine *largo vulnere*, afin d'avoir un jet large et continu : « La saignée serait sans efficacité, dit Ramsbotham, si le sang s'échappait en bavant ou à petit jet, et on devrait ouvrir immédiatement une autre veine. » Il est vrai que ce résultat n'est pas toujours facile à obtenir, en raison des convulsions du malade.

Autrefois, on ouvrait l'artère temporale, ou bien on saignait au niveau de la pédieuse et de la jugulaire; il est inutile de revenir sur les inconvénients de pareils procédés, d'autant mieux qu'aujourd'hui personne ne songe aux idées de dérivations.

Chez la femme en couches, on doit pratiquer les émissions sanguines dès qu'apparaissent les convulsions quelque soit la période du travail. Seulement si l'on intervient après l'accouchement, il faudra tenir compte de l'hémorrhagie produite par la délivrance.

Dans l'urémie de la néphrite. M. Lécorché (1), qui est partisan de la théorie congestive, croit qu'il est utile d'apporter quelques modifications à la méthode des saignées générales, modifications qui doivent varier avec la nature de la congestion.

S'il s'agit d'une hyperhémie passive qui se traduit par la distension des veines du cou, par la faiblesse des battements du cœur, avec œdème généralisé, on se trouvera bien d'associer aux émissions sanguines locales ou généralisées, la digitale, qui a pour effet de diminuer indirectement la masse du sang contenue dans la cavité crânienne; la digitale rendra au cœur la tonicité qui lui manquait pour triompher de la tension veineuse exagérée.

S'agit-il, au contraire, d'une hyperhémie cérébrale active, suite d'une trop grande tension artérielle, de cette hyperhémie sans distension veineuse qui coïncide avec des battements cardiaques exagérés, souvent avec des hémorrhagies, mais sans œdème généralisé, en un mot de l'hyperhémie qu'on rencontre au début de certaines néphrites parenchymateuses

(1) *Traité des maladies des reins*, 1875, p. 352.

primitives (néphrite a frigore, néphrite gravidique) ou dans le cours de la néphrite interstitielle, on pourra utiliser contre elle, avec les émissions sanguines, la compression des carotides que nous savons vantée par Trousseau et aussi par Rillet qui, deux fois, a vu les accidents urémiques céder à la compression de ces vaisseaux.

Ces préceptes sont rationnels assurément, mais nous savons qu'en pratique, il n'est pas toujours facile de reconnaître une distinction aussi accusée dans l'origine des accidents qui se déroulent avec une si grande rapidité.

Quoiqu'il en soit, dans l'éclampsie qui survient dans la néphrite vraie, et dans celle qui est l'apanage de la puerpéralité, on pourra adjoindre, à l'ouverture de la veine, l'application des ventouses scarifiées sur la région des reins, et d'eau froide sur la tête du malade, ou encore l'usage des diurétiques, à titre de simples adjuvants.

Enfin la diète lactée et le tannin à la dose de 1 gramme par jour compléteront les bons effets obtenus par la saignée.

RÉSUMÉ ET CONCLUSION

En terminant le chapitre consacré à l'histoire des fluctuations subies par les émissions sanguines, nous nous sommes demandé si cette médication méritait réellement l'abandon dans lequel elle est tombée actuellement, et s'il était à croire que l'abstention d'aujourd'hui fût définitive. Il est facile à répondre par la négative, si l'on s'en rapporte aux conclusions que nous avons données dans le cours de ce travail. Nous croyons que le discrédit actuel n'est pas justifié et qu'il est impossible qu'il se prolonge. Il est difficile d'admettre *a priori* qu'une méthode de traitement qui a subi l'épreuve de nombreuses générations médicales, qui a été défendue par des cliniciens de premier ordre, n'ait été qu'une pure illusion et une erreur thérapeutique ; M. Fonssagrives (loc. cit.) le fait remarquer fort justement, comment croire que tout le monde voyait mal, et que la lumière n'a commencé que depuis vingt ans à éclairer ce petit coin de l'horizon thérapeutique ?

A coup sûr, nos idées doctrinales se sont modifiées, nous n'interprétons plus comme autrefois les phénomènes morbides qui se présentent chaque jour à notre observation, et de toutes les polémiques qui se sont livrées depuis vingt ans autour de la méthode expectante, un grand fait se dégage nettement aujourd'hui, c'est la connaissance de la marche naturelle des maladies aiguës.

Le résultat le plus appréciable de cette acquisition maintenant définitive, a été de démontrer l'inutilité et parfois le danger d'une intervention trop active dans la marche des processus aigus. Nous pouvons même prévoir que la notion plus juste de leur évolution ralentira le zèle des thérapeutistes de l'avenir, en montrant la vanité de certaines statistiques; nous pouvons prévoir également qu'on ne reverra plus les excès sanguinaires qui ont marqué différentes époques, et que, dans une science basée sur l'observation et sur la méthode expérimentale, il n'y aura de place pour les doctrinaires d'aucune sorte, surtout pour les doctrinaires de la lancette.

Mais cette interprétation si vraie des phénomènes naturels ne doit point nous faire oublier que cette marche vers la guérison peut être troublée par une foule d'accidents qu'il faudra parfois combattre avec énergie, et que, toujours, il aurait mieux valu prévoir. Si l'abstention est moins dangereuse en pratique que la ferveur, si les excès de prudence ne sont pas à redouter à l'égal des excès d'activité, il n'en est pas moins vrai que toute conduite systématique est condamnable; ce qu'il faut rejeter avant tout, c'est l'esprit de système, c'est cette fâcheuse propension de regarder la maladie comme une individualité bien nette, bien réglée, toujours la même et réclamant, par conséquent, un traitement univoque. C'est l'erreur dans laquelle sont tombés les doctrinaires de toutes les époques, et les partisans de l'expectation quand même.

Un danger qui doit être évité à l'égal du précédent, c'est l'application trop prompte, à la clinique, des données fournies par les sciences accessoires; ainsi, dans le cas qui nous occupe, une fausse interprétation des travaux récents d'hématologie, une étude encore incomplète des altérations du sang, nous a conduits à regarder l'anémie comme nous envahissant de toutes parts, pénétrant dans les maladies, modifiant les réactions, retardant la convalescence.

« A force de multiplier ce diagnotic trop facile, dit **M.** Lasègue (1), depuis les grandes villes jusqu'aux campagnes depuis l'enfance jusqu'à la vieillesse, on a répandu dans le public la croyance que le sang était un capital à accroître par une épargne incessante. » Or, cette anémie universelle n'est rien moins que démontrée. Où sont les preuves d'un abaissement de la race? Sur quelles bases scientifiques peut-on se fonder pour croire que le sang qui coule dans nos veines est moins généreux qu'autrefois ?

Sans doute les quelques résultats fournis par l'expérimentation sont loin d'expliquer les effets cliniques incontestables que dans nombre de cas, nous donne la saignée. Nous pouvons le regretter assurément, car nous pensons que la méthode expérimentale doit être le critérium de toutes les théories: elle seule, en donnant une base solide à la thérapeutique peut éviter ces fluctuations que nous voyons se produire à des intervalles plus au moins rapprochés. Mais on aurait tort de demander à la physiologie plus qu'elle ne peut donner, et cette insuffisance actuelle ne doit point nous faire oublier que le but du médecin est de guérir avant tout.

Nous pensons donc que la saignée générale délaissée à juste raison dans les pyrexies essentielles, dans les maladies infectieuses, peut avoir quelque utilité au début des phlegmasies franches, lorsque la fièvre est intense, la dyspnée

1. *Bulletin de thérap.*, 1874.

considérable, que le malade est jeune et vigoureux, qu'elle devient d'une nécessité absolue dans les accidents asphyxiques et cérébraux de la pneumonie, dans les attaques répétées de l'éclampsie.

Quant aux émissions sanguines locales, il est moins nécessaire d'insister, puisqu'on les a délaissées beaucoup moins que l'ouverture de la veine. C'est surtout dans les inflammations des séreuses, du péritoine plus particulièrement, que leur emploi trouvera sa plus grande utilité.

Ainsi donc, les indications des émissions sanguines sont encore nombreuses, même en restant dans le cercle restreint que nous avons tracé.

Il semblerait qu'il y ait un léger mouvement de retour en faveur d'une médication trop longtemps et trop injustement délaissée.

En Angleterre, la réaction s'est faite beaucoup plus lentement que chez nous ; elle commença à s'accuser à la suite des travaux de Marshall Hall, et les discussions du continent ne purent qu'accentuer le mouvement d'abandon ; néanmoins la saignée n'est jamais tombée aussi bas qu'en France et en Allemagne ; les réformes et les changements radicaux sont très longs à s'opérer dans ce pays.

Une discussion qui eut lieu en 1875 (1) à la société médico-chirurgicale de Londres montrent que les plus grands chirurgiens, comme Smith, Thornston, Spencer Wells trouvent quelque utilité à l'emploi des émissions sanguines dans la fièvre consécutive aux grandes opérations

A la même époque, Sir James Paget tentait la réhabilita-

(1) *British méd. Journal*, 1875, vol. I, p. 588.

tion de la saignée, en pleine séance de l'Association médicale anglaise ; son discours, accueilli par toute la presse avec une faveur marquée, a presque pris les proportions d'un événement. Le travail important de Mitchell (1) plaide dans le même sens : il y a donc un mouvement de retour qui semble s'accuser chez nos voisins.

En Allemagne, il ne paraît pas qu'on se serve plus volontiers de la lancette qu'il y a vingt ans, c'est-à-dire à une époque où elle était complètement délaissée ; néanmoins les travaux de physiologie expérimentale, tels que celui si complet de Bauer, semblent indiquer que les esprits sont disposés, sinon à revenir complètement à l'ancienne méthode, au moins à l'étudier.

En, Italie au contraire, si la réaction s'est faite plus tardivement qu'en France, elle s'est faite plus complète peut-être, et certes les médecins du commencement de ce siècle, les Rasori, les Tommasini auraient de la peine à se reconnaître dans leurs successeurs, Baccelli excepté. Dans toutes les écoles de la péninsule, de Palerme à Turin, une réaction violente s'est élevée contre la saignée, et le directeur de la *Revista clinica di Bologna*, le prof. Galvagni, a pu avancer qu'elle était pratiquée aujourd'hui plus fréquemment en France que dans son propre pays. Ce changement si prompt et si radical est dû certainement à l'influence prépondérante des idées allemandes sur la direction des études en Italie. On s'y jette avec avidité sur tout ce qui vient de Würzbourg et de Berlin ; il semble que la jeune école soit incapable de spontanéité et qu'elle

(1) *De la saignée dans les maladies aiguës*, in *Med. Times and Gaz.*, jan. 1876.

ressemble à Paracelse qui fut de son temps, *possédé par l'archée d'Allemagne.*

Chez nous, il serait difficile que l'abandon fût plus complet qu'il l'a été depuis vingt ans. Ce n'est pas que de temps à autre, il ne s'élève une voix autorisée qui réclame contre cet injuste discrédit; en 1856, Saucerotte s'efforçait de démontrer, qu'il n'y a ni dans les faits cliniques, ni dans les doctrines, aucune raison propre à justifier l'abandon de ce moyen.

En 1868, Bricheteau, dans un intéressant travail (*Bulletin de Thérap.*) posa nettement la question aux cliniciens, et leur demanda si les ressources de la thérapeutique ne s'étaient pas ammoindries par cet oubli immérité.

En 1875, M. Fonssagrives (1) écrivait: «Les vicissitudes séculaires de la médecine nous ont appris qu'un moyen qui est demeuré si longtemps dans la pratique ne peut en sortir définitivement sans injustice; qu'il n'y est resté que parce qu'il avait du bon; qu'il n'a disparu que parce que l'exagération s'en est emparée, et qu'il n'attend qu'une occasion pour reparaître... je désire que l'exagération, également préjudiciable, de l'abus et de l'abstention, épargne la génération médicale qui s'élève. »

Il est facile enfin de s'assurer par les citations de nos maîtres que nous avons reproduites dans le cours de ce travail, que l'enseignement actuel paraît favorable à une évolution dans le sens de l'emploi modéré des émissions sanguines. Pour être devenues purement symptômatiques, les indications n'en sont pas moins réelles, et quoique réduites à de plus humbles proportions qu'autrefois, il y a nécessité à les

(1) *Principes de thérapeutique générale.* Paris 1875.

conserver dans la pratique. Rien ne saurait les remplacer en cas de danger pressant, aucune médication ne possède, au même titre qu'elles, une action nettement perturbatrice et immédiatement déplétive. Leur effet peut n'être que passager, mais n'est-ce pas un avantage immense, que l'éloignement d'un danger immédiat, l'apaisement subit de la douleur, la sensation de mieux être, et, comme le dit sir J. Paget, la confiance rendue momentanément au malade qui se sent revivre ?

La saignée doit donc nous revenir, car il n'est pas possible qu'on la délaisse plus longtemps. Que l'on discute la fréquence plus ou moins grande de son emploi, mais au moins qu'on la connaisse, et si l'on recule devant l'opération, que ce ne soit ni par peur ni par dédain.

TABLE DES MATIÈRES

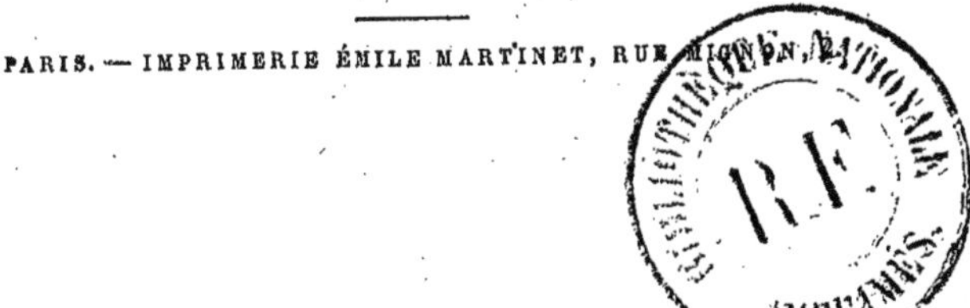

PARIS. — IMPRIMERIE ÉMILE MARTINET, RUE MIGNON, 2.

NOUVELLES PUBLICATIONS DE LA LIBRAIRIE V. ADRIEN DELAHAYE ET Cie

PARIS. — IMPRIMERIE ÉMILE MARTINET, RUE MIGNON, 2.

www.ingramcontent.com/pod-product-compliance
Ingram Content Group UK Ltd.
Pitfield, Milton Keynes, MK11 3LW, UK
UKHW021122220726
13924UKWH00004B/1857

9 782019 666460